Das Leben ist nicht selbstverständlich

W0229276

Claudia Platz

Das Leben
ist nicht
selbstverständlich

Erst recht nicht bei Krebs

LEINPFAD
VERLAG

Umschlag und Satz: Ursula S. Kosa, Ingelheim
Druck: wolf print, Ingelheim
Foto S. 232: Blitzmichel Photography

Leinpfad Verlag, Leinpfad 5, 55218 Ingelheim
Tel. 06132/8369, info@leinpfadverlag.de, www.leinpfadverlag.com

ISBN 978-3-945782-74-3

Inhalt

Alles neu

Der Spaten geht leicht in die Erde. Der Boden ist dunkel, feinkrümelig und bleibt nicht an ihm haften, was die Arbeit leicht macht. Sieben Meter lang soll die Lavendelhecke werden, alle fünfzig Zentimeter eine Pflanze. Eine Nahrungsquelle für Insekten, ein schön anzusehender, wohlriechender Genuss für mich. Die Arbeit geht mir erstaunlich leicht von der Hand. Bald ist alles ausgehoben. Die Töpfe sitzen in einem Zinktrog meiner Großmutter zum Wässern. Ich nehme den ersten Lavendel, löse ihn aus seinem Plastiktopf, lockere den Ballen etwas auf und setze ihn ein. Die Berührung der silbergrauen Blätter entlockt ihnen einen zarten Duft. Eine Hommage an den bevorstehenden Sommer. Ich fülle Erde auf, klopfe sie fest, trete ein Stück zurück und begutachte, ob die Pflanze richtig sitzt.

»Werksbetrachtung« nannte das mein Schwiegervater. Er zelebrierte sie immer dann ausgiebig, wenn er etwas Handwerkliches zustande gebracht hatte. Leider war er darin nicht sonderlich talentiert. Bis heute bin ich mir allerdings nicht sicher, ob das wirklich so war oder ob er schlicht keine Lust hatte, kleinere Reparaturen selbst durchzuführen und sich deshalb bei besonders unangenehmen Arbeiten absichtlich ungeschickt anstellte. Doch da er ein sparsamer Mensch war und Kosten für Handwerker scheute, nahm er die Herausforderung des Heimwerkens immer wieder an.

Eine dieser »Werksbetrachtungen« – genauer gesagt: seine letzte – habe ich selbst nach dreißig Jahren noch in Erinnerung. Unter viel Tamtam hing er eine Glaslampe auf, die meine Schwiegermutter gekauft hatte, und die ihm nicht sonderlich gefiel. Die Decke des Flurs war ziemlich hoch und er wackelte bedenklich auf der langen Leiter, die mein Mann festhielt, während ich ihm das Werkzeug anreichte. Nach vollbrachter Tat rief er laut »Werksbetrachtung!« und alle Anwesenden versammelten sich andächtig im Kreis darunter, den Kopf im Nacken, um sein Werk zu bewundern. Er knipste die Leuchte an. Als sie tatsächlich hell erstrahlte, breitete sich ein Grinsen auf seinem Gesicht aus. Mit stolzgeschwellter Brust erwartete er unser Lob. Bevor einer von uns irgendetwas sagen konnte, ertönte ein warnendes Geräusch von der Decke. Reflexartig traten wir so weit zurück, wie es der Flur ermöglichte. Und das keine Sekunde zu früh. Denn mit lautem Getöse krachte die Leuchte auf das Parkett genau in unserer Mitte. Der Glaslampenschirm explodierte in viele kleine, messerscharfe Geschosse, die durch den gesamten Flur flogen. Dank unserer langen Hosen wurde niemand verletzt. Sein Werk hat in mehrfacher Hinsicht bleibende Eindrücke hinterlassen – nicht nur bei uns, sondern vor allem im Parkett. Seit diesem Tag hat er keinen Nagel mehr in die Wand geschlagen. Trotzdem ist der Begriff »Werksbetrachtung« fester Bestandteil meines Wortschatzes geworden.

Der Wind fährt durch mein kurzes Haar. Es ist noch immer ungewohnt, dass es mir nicht mehr in die Augen fällt oder sich eine Strähne in einen Mundwinkel verirrt. Mein Blick schweift über das Weizenfeld, das kurz hinter unserem Garten beginnt. Er gleitet über Bodenheim, Rüsselsheim bis hin nach Frankfurt. Der Rhein ist nur zu erahnen. Er hat sich tief zwischen Feldern, Wiesen und Auwald eingegraben, eingebettet zwischen Pappeln und Weiden. Heute ist die Silhouette von Frankfurt mit den Hochhäusern und dem Messeturm gut zu erkennen. Flugzeuge heben vom Flughafen ab, drehen ihre Schleifen nach Osten, Süden oder Westen. Aus der Ferne faszinieren sie. Wenn sie jedoch die Stille über meinem Kopf zermalmen, schicke ich einen Fluch nach oben.

Gartenarbeit hat mir schon immer gutgetan. Für mich ist sie meditativ. Ich fühle mich der Natur verbunden, spüre meinen Körper. Meine Gedanken konzentrieren sich dann ganz auf meine Tätigkeit, auf den Augenblick, lassen keine Abschweifungen zu. Zwei Jahre habe ich das nicht mehr tun können. Jetzt geht es wieder.

Die erste Hälfte des Lavendels ist gepflanzt. Ich beschließe, eine Pause zu machen, hole mir die Karaffe mit kaltem Wasser, das ich mit selbstgemachtem Holunderblütensirup, Zitronenscheiben und Minze aufpeppe. Den Gartenstuhl rücke ich in den Windschatten des Hauses und genieße die Nachmittagssonne. Diese kleinen Momente des Glücks und der Entspannung habe ich zu schätzen gelernt. Was ich heute nicht erledigen kann, mache ich eben morgen. Ich nehme mir die Zeit, die ich brauche, auch wenn sie mich manchmal wie ein zäher, gallertartiger Brei umgibt, und ich das Gefühl habe, in ihr festzustecken. Irgendwie komme ich doch voran.

Heute bin ich in einer seltsamen Stimmung. Immer wieder tauchen bruchstückhafte Erinnerungen auf. Es ist, als klopfte die Vergangenheit an. Das hat sie schon häufiger getan. Doch ich habe ihr bisher nicht geöffnet, mich nicht der Herausforderung gestellt. Kurze Flashbacks habe ich häufiger, aber das sind nur einzelne Fragmente der letzten beiden Jahre. Es macht einen Unterschied, ob ich nur diese kurzen Momente durchlebe oder das Ganze in seiner chronologischen Reihenfolge betrachte. Irgendwann werde ich mich dem stellen müssen, um das alles, aber auch um mich selbst zu verstehen. Vielleicht ist heute dieser Tag?

Ich nehme mein Smartphone, öffne die Galerie mit dem Ordner, in der ich Fotos der letzten Monate gespeichert habe. Es sind nicht viele. Aber die wenigen markieren für mich wichtige Tage oder sogar Wendepunkte. Ich zögere, bin nicht sicher, ob ich sie mir anschauen soll. Sie werden meine Erinnerung in Gang setzen. Will ich das? Ich fürchte die Wucht der Konfrontation. Was, wenn mich das Erinnern aus der Bahn wirft?

Die Fotos sind nicht gestellt, sondern spontan entstanden.

Ich wollte nichts beschönigen oder gar verharmlosen. Aber die Realität hat ihre eigene Brutalität. Manche der Bilder habe ich nie wieder angeschaut, nachdem ich sie geschossen hatte. Doch ich will sie als Zeugnisse einer überwundenen Vergangenheit aufheben. Ich schließe die Augen, lege das Smartphone mit dem Display nach unten auf meine Oberschenkel. Ich gebe mir noch einen Moment, um das Für und Wider abzuwägen.

Gerne denke ich nicht an die Monate voller Schmerzen, Angst und Leid zurück. Aber immer wieder bedrängt mich die Erinnerung an eine Zeit, in der sich alles auf mich und den Mikrokosmos meiner Familie fokussierte. Das, was sich außerhalb davon befand, nahm ich kaum wahr. Es verschwamm am Rand. Innerlich war ich leergesaugt und gleichzeitig voll widersprüchlicher Gefühle, die sich erst allmählich entwirrten. Die Verbindung zur Außenwelt hielt ich die ganze Zeit über aufrecht, fühlte mich unter Freunden, Bekannten und Menschen gut aufgehoben, war aber dennoch isoliert und so auf mich geworfen, dass es sich nur schwer ertragen ließ.

Übermäßiger Trubel war noch nie mein Ding und wird es wohl auch nicht mehr werden. Zu viel Aufmerksamkeit widerspricht meinem Naturell. Einsamkeit war deshalb schon immer meine Begleiterin gewesen. Aber ich hatte sie mir frei gewählt. Sie nie als Last, sondern als Refugium empfunden.

Doch diese Isolation war aufoktroyiert. Ein Joch, das mit jedem Tag schwerer drückte, mehr und mehr mit meinem Körper und meiner Seele verwuchs. Inzwischen habe ich mich physisch davon befreien können. Seelisch und emotional bin ich seitdem ein anderer Mensch. Hin und wieder verspüre ich sogar Glück. Eine Empfindung, von der ich glaubte, sie nie wieder zu haben. Ich nehme dieses Glück als Geschenk, erfreue mich daran mit einer gewissen Demut. Grüblerische Gedanken an die Zukunft verschwende ich seitdem auch weniger. Ich lebe im Hier und Jetzt. Vielleicht ist das meine Glückszutat?

Wir haben noch einmal gebaut. Wohnen seit gut neun Monaten in diesem neuen Haus. Damit hat sich ein langgehegter Herzenswunsch erfüllt. Mein Mann und ich haben die unverhoffte Möglichkeit erhalten, ein Heim ganz für uns zu planen und zu realisieren. Wir wollen damit ein altes Kapitel unseres Lebens abschließen und ein neues beginnen. Nachdem die Kinder ausgezogen waren, gab es plötzlich leere Räume. Wo früher lebhaftes Gewimmel geherrscht hatte, lastete nun die Stille. Die ehemaligen Kinderzimmer hatten wir umfunktioniert: zu einem Büro, einem Raum für Gäste und einem für Fitness. Doch sie behielten die Namen der Kinder. Die Küche war mir schon immer zu klein gewesen, ebenso der Eingangsbereich und das Elternbad. Außerdem forderte der große Garten zunehmend mehr Kraft und Zeit. Vor allem aber wollte ich nicht in Erinnerungen schwelgen und darin erstarren, sondern nach vorn schauen.

Ich dehne meine Pause aus, lasse die Augen geschlossen und lausche dem Wind, der über das Weizenfeld streift. Es verströmt einen warmen Geruch nach frischem Brot. Das Rascheln der Halme, die sich sanft hin und her bewegen, erinnert mich an das Rauschen des Meeres. Es beruhigt mich. Meine Entscheidung ist gefallen.

Ich bin bereit für meine Reise in die Vergangenheit. Ich drehe das Smartphone um, entsperre den Bildschirm und öffne den Ordner mit den Fotos, die entweder Phasen meiner Veränderung dokumentieren oder mir aus anderen Gründen wichtig sind. Die Zeitspanne reicht vom Mai 2017 bis zum 30. Dezember 2018. Das erste Bild zeigt einen hellen Kiesstrand und das blaue Wasser des Indischen Ozeans, dessen Wellen sanft am Ufer von La Réunion ausrollen. Ich schließe die Augen und gleite hinüber in die Vergangenheit.

La Réunion

Die Hängematte wiegt mich im Halbschlaf. Das Buch liegt aufgeschlagen auf meinem Bauch. Ich bin zu müde, um zu lesen und verdöse einfach nur die Zeit. Das tut gut. Auch wenn dieses Nichtstun mich noch müder macht.

In den letzten Monaten war ich schlapp, hatte Schmerzen in der linken Schulter und den Rippen des oberen Rückens. Stand ich morgens auf, war ich noch voller Tatendrang und sagte mir stets: »Heute schreibst du mal wieder.« Doch nach dem morgendlichen Kaffee und der Zeitungslektüre war der Elan verschwunden, mein Körper fühlte sich an, als wäre er aus Blei, und es mangelte mir an Konzentration. Länger als ein, maximal zwei Stunden hielt ich mich nicht am Schreibtisch. So entsteht kein Buch, höchstens eine Kurzgeschichte. Die nach wie vor regelmäßigen Besuche bei verschiedenen Ärzten bringen nie ein greifbares Ergebnis und ich komme mir inzwischen wie ein Hypochonder vor.

Von diesem Urlaub verspreche ich mir neue Energie und das Ende der Wehwehchen. Wärme hat mir schon immer gutgetan. Wasser und Sonne auch. An der Ostküste von La Réunion haben wir uns in einem kleinen, aber feinen Gästehaus eingemietet. Es liegt direkt am Strand, nur durch eine Hecke und Zaun von Sand und Meer getrennt. Auf dem Grundstück gibt es ein Aussichtsdeck ungefähr drei Meter über dem Boden, eingebettet zwischen hohen Bäumen. Es beherbergt nicht nur eine Hängematte, sondern auch eine breite Sonnenliege sowie bequeme Sessel für Schattensuchende. Das gleichmäßige Schlagen der Wellen und die leichte Brise, die sanft die Blätter der Laubbäume streichelt, wirken äußerst beruhigend. Entspannung pur.

Der Strand fällt flach ab und ist durch ein davor gelagertes Riff vor Haien geschützt. Weißgraue Korallenbänke lugen bei Ebbe aus dem Wasser. Zum Schwimmen und Schnorcheln ist dieser Abschnitt nicht geeignet. Bei Flut lässt sich aber alles vom Kajak aus erkunden. Bisher habe ich gezögert, mich aufs Meer zu wagen. Meine beiden Erlebnisse, die ich damit hatte, sind nicht gerade rühmlich. Einmal habe ich das Boot durch eine Unachtsamkeit zum Kentern gebracht, das andere Mal sorgte ich für Chaos, weil ich ständig rechts mit links verwechselte. Immer war mein Mann dabei und seitdem legt er keinen Wert auf eine Wiederholung. Was ich nachvollziehen kann — auch ich bin nicht scharf darauf, mich zu blamieren.

Die Vermieter stellen ihren Gästen zwei Einzelkajaks zur Verfügung. Mein Mann ist mit einem bereits rausgefahren. Ich verlasse die Hängematte und suche den Horizont nach ihm ab. Er scheint es zu genießen. Bis die Ebbe einsetzt, dauert es noch. Jetzt wäre der Zeitpunkt günstig, mich auch aufs Wasser zu wagen. Noch zögere ich, aber ein bisschen Bewegung würde mir guttun. Ich gehe nach unten und ziehe ein Kajak Richtung Strand. Mein Mann bemerkt mich nicht, so vertieft ist er in seine Meeresbetrachtung.

Noch bin ich skeptisch, ob ich überhaupt einsteigen kann. Aber es klappt. Ich stoße mich ab und paddele los. Alles läuft prima. Auf dem Wasser ist es wunderbar. Ich steuere auf meinen Mann zu, ohne rechts und links zu verwechseln. Dabei werfe ich Blicke auf den Meeresboden. Mit Korallen verbinde ich bunte Farben, vielfältige Formen, Fischreichtum. Diese hier sind bräunlich-rot, sehen abgestorben aus. Trotzdem faszinieren mich die bizarren Formen, hin und wieder entdecke ich sogar einen Fisch, der pfeilschnell vor mir flüchtet. Mein Mann freut sich, als ich zu ihm stoße. Einträchtig dümpeln wir nebeneinander her. Die Zeit vergeht schnell und der Wasserpegel beginnt zu sinken. Bald wird der Boden des Kajaks über die Korallen schrubben und sie womöglich zerstören. Wir paddeln zurück zum Strand.

Zurück im Zimmer dusche ich. Beim Abtrocknen mache ich eine Bewegung, die einen kurzen Schmerz links des Brustbeins auslöst. Er sticht, geht durch Mark und Bein bis zur Wirbelsäule, lässt aber sofort wieder nach. Für einen Moment erschrecke ich. Was war das? Ich taste die Stelle ab. Meine Brust fühlt sich an wie immer. Bestimmt ist das nur eine Art Verspannung oder so etwas wie Muskelkater, ausgelöst durch die ungewohnte Paddelbewegung. Meinem Mann sage ich erst mal nichts. Ich hatte in letzter Zeit schon genug gesundheitliche Probleme. Im Urlaub will ich sie so gut es geht verdrängen.

Unterschrift

Unser Urlaub liegt vier Wochen zurück. Die Erholung hat nicht lange angehalten. Dafür haben wir jetzt ein Grundstück gekauft, was mir doch einen kleinen Motivationsschub gibt. Wir standen ganz vorn auf der Warteliste und hatten Glück, dass wir genau das bekommen haben, was wir wollen. Den Notarvertrag machen wir nächste Woche. Bei unserem ersten Haus haben wir selbst Parkett und Laminat gelegt, Raufaser tapeziert und gestrichen, und im Schlaf- und den Kinderzimmern Holzdecken angebracht. Weder die Tapeten noch die Decken kann ich inzwischen mehr sehen. Nach 25 Jahren kenne ich jeden Knubbel der Raufaser genauso wie die Maserung jedes Brettes, sowie jedes Astloch und jede Schattenfuge. Auch wenn ich noch keine genaue Vorstellung unseres neuen Hauses habe, will ich weder Holzdecken noch Raufaser, stattdessen Glattputz und Malervlies. Mein Mann denkt genauso.

Was geschieht aber mit unserem alten Haus? Keines unserer Kinder will es haben. Vermieten kommt nach längerer Überlegung auch nicht in Frage. Also bleibt nur der Verkauf. Wir lassen es durch eine seriöse Firma schätzen, und ich bin total überrascht, welcher Preis dafür veranschlagt wird. Mein Mann weniger. Er hat den Markt intensiv studiert.

Einen Käufer finden wir schnell – ohne Inserat und Makler. Ein Freund unseres Sohnes kommt von sich aus auf uns zu. Wir werden uns schnell einig und die Lösung erscheint uns auch heute noch als die beste. Er und seine Familie fühlen sich in ihrem neuen Heim wohl.

Wir führen einige Gespräche mit infrage kommenden Bauträgern. Schließlich entscheiden wir uns für einen Bauunternehmer aus der näheren Umgebung. Regional und heimatnah sozusagen. Er garantiert uns eine angemessene Bauzeit, so dass wir darauf hoffen, im Juni, spätestens Juli nächsten Jahres einzuziehen.

Zu diesem Zeitpunkt ahnt keiner von uns, dass Fristen dazu da sind, nicht eingehalten zu werden. An Gründen dafür mangelt es nicht. Sei es schlechtes Wetter – welches wir bei der Bauzeit schon berücksichtigt haben –, Material, das sich im Lieferstau befindet, oder Handwerker, die schlicht so ausgebucht sind, dass sie den Auftrag entweder gar nicht erst annehmen, oder unvermittelt auf eine andere Baustelle wechseln.

Zum Glück liegt die Verantwortung für einen reibungslosen Ablauf in den Händen des Bauunternehmers. Das bedeutet zwar nicht, dass es schneller geht, aber wir müssen niemandem hinterherjagen. Trotzdem heißt »schlüsselfertig« keinesfalls »bezugsfertig«. Aber auch das erfahren wir erst gut ein Jahr später, zu dem Zeitpunkt, an dem wir eigentlich einziehen wollten.

Brustcellulite?

Es ist Juli. Ich stehe im Bad vor dem Spiegel und mustere mich. Was selten vorkommt. Denn Spiegel und ich pflegen kein inniges Verhältnis. Ich habe zwar keine Phobie vor ihnen, aber ich meide sie ganz gerne. Mir genügt es, morgens beim Schminken hineinzuschauen und einmal am Nachmittag, um zu prüfen, ob ich noch akzeptabel aussehe. Nur wenn ich einen Pickel bekomme oder fürchte, es könnte etwas zwischen meinen Zähnen kleben, gestatte ich mir näheres Hinschauen.

Heute sehe ich müde aus. Wie überhaupt in den letzten Wochen. Kaum bin ich aufgestanden, könnte ich mich schon wieder ins Bett legen. Konzentrieren geht nicht, an Schreiben ist momentan nicht zu denken. Ich drehe das kalte Wasser auf, lasse es mir über die Unterarme laufen, fange es mit den Händen auf und spritze es mir ins Gesicht. Das hilft, aber nur kurz.

Meine Augen wandern weiter nach unten. Das Dekolleté ist für mein Alter ganz passabel. Die Haut ist nicht sonnenverbrannt und hat keine Falten, so tief wie ein trockenes Wadi. Auch die Brüste sind ganz okay. Ich fand sie nie sonderlich schön, aber sie erfüllten ihren Zweck. Ich konnte drei Kinder stillen. Sie folgen auch nicht zu sehr der Schwerkraft und haben sich nicht allzu weit von ihrem ursprünglichen Standort entfernt. Das ist der Vorteil, wenn sie klein sind.

Die Oberarme allerdings – vor allem der hintere Anteil – also die Stellen, an denen sich der Trizeps befindet, sind schlaff. Ich frage mich, ob ich ohne Trizeps geboren wurde, denn Stützkraft habe ich überhaupt keine und ich kann auch keine Liegestütze machen. Mein Winkearm ist eine echte Hängepartie.

Kein Wunder, denn das Fitness-Studio habe ich aufgegeben. Es hat sich nicht mehr gelohnt. Ständig kam eine neue Erkrankung dazwischen: Lungenentzündung (Ausfall sechs

Wochen), Knieprobleme (Ausfall acht Wochen), Schulter-schmerzen (zehn Wochen Ausfall). Immer, wenn ich gerade wieder einigermaßen in Form komme, tut sich eine neue Baustelle auf. Also habe ich einen Schlussstrich gezogen und gekündigt. Seitdem mache ich Pilates und isometrische Übungen zuhause auf der Gymnastikmatte. Aber leicht ist es nicht. Meine Motivation und Disziplin lassen in dem Maße nach, in dem meine Müdigkeit wächst.

Ich spanne den Bizeps an. Es lässt sich erahnen, dass er existiert. Beim Trizeps herrscht wie gesagt tote Hose. Dann nehme ich die Gorillapose ein, hole tief Luft, pumpe den Brustmuskel auf. Tatsächlich heben sich die Brüste etwas.

An der linken Brust entdecke ich eine Stelle, die etwas seltsam aussieht. Sie befindet sich im unteren Bereich, nahe des Brustbeins, ist so groß wie ein Zwei Euro-Stück. Dort zieht sich die Haut ein und sieht aus wie bei einer Orange. »Du wirst alt«, sage ich mir. »Jetzt hast du schon Cellulite an der Brust.«

Ich erinnere mich an unseren Urlaub auf La Réunion und an den kurzen, stechenden Schmerz an genau der Stelle, an der sich jetzt die Cellulite befindet. Damals dachte ich, es wäre Muskelkater von den ungewohnten Paddelbewegungen. Sollte doch etwas anderes dahinterstecken?

Schweren Herzens taste ich meine Brust ab. Nichts. Keine Verhärtungen, keine Schmerzen. Alles andere hätte mich auch gewundert. Im Dezember war ich zur »großen Inspektion« beim Gynäkologen gewesen. Aufgrund meiner Familienhistorie werde ich in seiner Akte als Risikopatientin geführt. Deshalb lasse ich mich regelmäßig durchchecken. Alles war im grünen Bereich. Im Ultraschall keine Knoten, kein zystisches Gebilde, keine einsprossenden Gefäße, die einen Tumor in seinem Wachstum fördern.

Und doch werde ich auf einmal nachdenklich. Jetzt erinnere ich mich auch wieder an die erste Physiotherapiebehandlung wegen meiner Schulterschmerzen. Die Therapeutin wunderte sich über Wassereinlagerungen rund um mein linkes Schulterblatt. Nach ein paar Behandlungen waren sie verschwunden.

Ich spanne den Brustmuskel mehrmals an. Immer dasselbe Bild, Einziehung links. Da wird schon nichts sein, beschwichtige ich mich. Ich werde einfach wieder mehr trainieren, mit Pilates und isometrischen Übungen Muskeln aufbauen. Dann glättet sich das schon.

Weiße Wanne

Der August neigt sich dem Ende entgegen. In neun Monaten werden wir in unser neues Haus einziehen – so der Plan. Der erste Bauabschnitt ist getan, die erste Baurate fällig. Der Bagger hat ein tiefes Loch in die Erde gegraben. Es wirkt riesig. Die Bodenplatte ist gegossen. Kleine Pfützen haben sich auf ihr gebildet, die aber bald verdunstet sein werden. Die Außenwände der weißen Wanne stehen. Lange werden sie nicht weiß sein, sondern erhalten einen schwarzen Außenanstrich aus Bitumen.

Ein bisschen regt sich mein schlechtes Gewissen. Wir reißen gewachsenen Boden auf, um uns ein neues Heim zu schaffen, rauben damit Tieren und Insekten ihr Habitat. Ich verdränge den Gedanken, indem ich mir sage, dass ich einen Garten anlegen werde, der diesen Verlust kompensiert und vielen Arten neuen Lebensraum bieten wird. In meinem Kopf sehe ich bereits, wie sich bunte Blüten im Wind wiegen, umschwirrt von Bienen und Schwärmern. Vögel, die ihre Nester in der Hecke zum Feldrand hin bauen werden, dort brüten, sich an der Tränke erfrischen und an der Futterstation stärken. Kleintiere, die im Schutz der Büsche umherhuschen und sich nur durch ihr Rascheln verraten. An was ich dabei allerdings nicht denke, sind die Feldmäuse, die wie selbstverständlich unser Grundstück okkupieren, Gänge bohren und sich an dem frisch gesäten Salat gütlich tun werden.

Es ist eine schöne, beruhigende Vorstellung, diesen Lebensabschnitt so zu gestalten, wie wir es uns erträumt haben. Wir planen das Haus ganz nach unseren Vorstellungen. Breite Türen, durch die wir später bei Bedarf mit dem Rollstuhl durchpassen, hohe Decken, die nicht erdrücken, keine Schwellen, über die wir stürzen könnten, und eine großzügige Treppe für den möglichen Treppenlift. Die Architektin hat unsere Wünsche zu Papier gebracht, der Bauunternehmer wird sie in die Realität umsetzen. Eine aufregende Phase beginnt. Wir werden die Fortschritte verfolgen können, das Haus wachsen sehen.

Ich bin zufällig vor Ort, als die Kellerdecke montiert wird und halte das in einem Video fest. Stück für Stück werden die Stahlbetonplatten mit einem Kran von einem Laster angehoben und schweben über der Baustelle. Bauarbeiter dirigieren den Kranführer, damit er die Platten richtig platziert. Mir wird ein bisschen mulmig, als ich sehe, wie sorglos sie unter dem tonnenschweren Stück herumturnen. Doch die Männer scheinen keinen Gedanken an eine mögliche Gefahr zu verschwenden und konzentrieren sich ganz auf ihre Arbeit.

Mir wird mit jedem neuen Bauabschnitt bewusst, welch spannende Zeit vor meinem Mann und mir liegt. Ich möchte dieses neue Erlebnis genießen und mich an den Fortschritten freuen. Aber in den letzten Wochen bin ich unruhig gewesen, weiterhin müde und antriebslos. Überhaupt fühle ich mich, als laste ein Schatten so schwer wie eine der Betonplatten auf mir, der mir mein Lachen stiehlt.

Hat mein Deo versagt?

Dank Pilatesvideos auf YouTube kann ich mich etwas mehr für meine Gymnastik motivieren. Auch wenn ich mich jedes Mal aufraffen muss, bekommt mir der Sport und ich fühle mich anschließend besser.

Da ich aus der Übung bin, schwitze ich schnell. Ich kann nicht verleugnen, dass mir in den letzten Wochen deutlich Körperkraft abhandengekommen ist. Dreißig Minuten halte ich durch, dann bin ich platt und die Kleidung ist durchnässt. Die Haare kleben an meinem Kopf. Mein Gesicht ist so rot wie eine Tomate. Schweiß läuft in dünnen Rinnsalen den Rücken hinunter. Im Bad streife ich das T-Shirt ab. Als ich den linken Arm hebe, strömt mir die volle Ladung eines unangenehm-aromatischen Duftes entgegen, den ich noch nie an mir bemerkt habe.

Ich schnuppere an der anderen Seite. Rechts ist nichts. Dann schnüffle ich in schnellem Wechsel an beiden Achseln. Die Ausdünstung stammt eindeutig von der linken Seite. Seltsam. Wenn man schwitzt, dann doch beidseitig. Ich rieche am T-Shirt. Auch hier müffelt nur der linke Ärmel. Während ich dusche, beschäftigt mich das Phänomen des einseitigen Stinkens. Das habe ich in dieser Form bisher nicht erlebt. Oder doch?

Ich gehe die letzten Monate in Gedanken durch. Da flammt eine Erinnerung auf. Ich habe diesen Geruch schon zweimal an mir wahrgenommen. Zuerst im Januar, als ich bei einer Freundin zum Frühstück in einer überheizten Küche saß. Damals trug ich einen neuen Pullover. Eigentlich habe ich nur Kleidung aus natürlichen Materialien, doch bei dem Oberteil ist mir durchgegangen, dass es fünf Prozent Polyacryl enthält. Ich gab dieser Mischung damals die Schuld daran. Das zweite Mal war es im Juli nach der Gartenarbeit. Das T-Shirt aus reiner Baumwolle roch ebenfalls seltsam. Das lag jetzt definitiv nicht an der Textilmischung. Hatte in beiden Fällen mein Deo versagt? Oder gibt es einen anderen Grund?

Als ich mich vor dem Spiegel abtrockne, spanne ich meinen Brustmuskel an. Die Cellulite ist immer noch da. Größer geworden ist die Stelle zwar nicht, doch allmählich dämmert es mir, dass da mehr dahinterstecken könnte. Vor allem in Kombination mit der linksseitigen Ausdünstung. Ich weiß, dass Hunde Krebs riechen können. Mein Mann hat mir einmal erzählt, dass sie zum Aufspüren von Blasenkrebs eingesetzt werden können, indem sie am Urin schnuppern. Und ich erinnere mich an einen Bericht, in dem ein Hund bei seinem Frauchen Hautkrebs entdeckt hat.

Ich bin zwar kein Hund. Dennoch lässt sich die Tatsache nicht leugnen, dass ich seltsam rieche. Erneut taste ich die Brust ab, fester und intensiver als die letzten Male. Alles fühlt sich an wie immer. Ich habe zwar ein mulmiges Gefühl, beschließe aber, dies weiter zu beobachten und erst einmal für mich zu behalten.

Nina

Es gibt Menschen, die begleiten dich ein Leben lang. Nina ist so jemand. Ich kenne sie faktisch seit meiner Geburt. Obwohl wir keine intensive Freundschaft pflegen, gibt es etliche Parallelen. Unsere Mütter arbeiteten als junge Frauen gemeinsam bei der Stadt Ludwigshafen. Beide heirateten ungefähr im gleichen Zeitraum, wurden zeitgleich schwanger und im Abstand von vier Tagen Mutter einer Tochter. Nina ist die ältere von uns. Unsere Familien verschlug es fast zum selben Zeitpunkt nach Mainz. Die Freundschaft der Erwachsenen hielt viele Jahre bis zur Scheidung von Ninas Eltern beziehungsweise bis zum Tod ihres Vaters. Wir Mädchen besuchten dasselbe Gymnasium, ohne in derselben Klasse oder im selben Kurs gewesen zu sein. Einmal die Woche spielten wir gemeinsam Tennis. Hin und wieder trafen wir uns samstagsabends, aber das verlief sich, noch bevor wir achtzehn wurden.

Mit fünfzehn machten wir zusammen eine vierzehntägige Sprachreise nach Hastings in England. Die Vermittlung kam über unsere Schule zustande, die Unterkunft war nicht überragend, aber ganz okay. Von diesem Aufenthalt sind mir ein zu kurzes Stockbett – ich musste die Füße durch die Gitterstäbe am Bettende zwängen –, jede Menge starker schwarzer Tee (der nur mit Milch trinkbar war), fades Essen, hart gekochtes Gemüse und erstaunlicherweise gutes Wetter in Erinnerung.

Am Tag unserer Rückkehr legte ein Streik Heathrow lahm, und wir fürchteten schon, auf dem Flughafen zu stranden. Stunden später traten wir dann doch einen Rückflug in einer uralten Maschine an, in der wir uns gegenübersaßen und die sich mit dröhnenden Propellern über den Kanal kämpfte.

Schon damals zeichnete sich ab, dass unsere Freundschaft nicht auf ein ganzes Leben ausgelegt sein würde. Dafür entwickelten wir uns in zu unterschiedliche Richtungen und hatten praktisch keine gemeinsame Schnittmenge. Nina kommt aus einem wohlbetuchten Elternhaus. Ihr Vater besaß erst eine Gebäudereinigungsfirma, dann eine Tennisanlage. Sie hatte ein Pferd und verkehrte in anderen Kreisen als ich.

Mein Vater war Kripobeamter. Spießiger ging es in den Siebzigern kaum. Ein »Bulle« als Vater, der als verlängerter Arm einer mächtigen Staatsgewalt Recht und Ordnung durchsetzt, war das absolute No-Go. Die Tatsache an sich war mir vor meinen Freunden peinlich. Am schlimmsten empfand ich seine gut gemeinten, äußerst nervigen Belehrungen wie »Trampe bloß nicht! Letzte Woche wurden zwei Anhalterinnen vergewaltigt und ermordet!« oder »Geh nicht in die Disco! Da dealen sie nur mit Drogen!« Das sind genau die Ratschläge, die ein junges Mädchen hören will – und die es umgehend ignoriert.

Während unsere Eltern weiterhin gemeinsam kegelten und Tennis spielten, trennten sich Ninas und meine Wege. Nach dem Abitur liefen wir uns hin und wieder beim Einkaufen oder auf Festivitäten über den Weg. Aber auch das verlor sich, als wir in verschiedene Städte zogen. Meine Mutter blieb stets über Nina auf dem Laufenden.

Interessanterweise setzte sich die Duplizität der Ereignisse im Leben unserer Mütter bei uns trotz räumlicher Trennung fort. Als hätten wir uns abgesprochen, wurden Nina und ich innerhalb eines halben Jahres Mutter. Sie bekam eine Tochter, ich einen Sohn. Drei Jahre später bekam jede von uns ihr zweites Kind. Mitte der Achtziger endeten dann endgültig die gemeinsamen Kapitel unserer Kindheit, der Teenagerzeit und unseres jungen Erwachsenenlebens.

Aber wie heißt es doch: Man sieht sich im Leben immer mehrmals. Das war auch bei uns so, im Juni 2017, drei Monate vor meinem Entschluss, endlich zum Frauenarzt zu gehen.

Rheinhessen ist nicht nur das Land der Reben und Rüben, sondern auch der Weinfeste. Ab Juni folgt entlang der Rheinschiene von Bodenheim ausgehend den Rhein aufwärts ein

Event auf das andere. Bis zum Herbst kann man jedes Wochenende in Weinseligkeit baden.

Nina und ich treffen in Nierstein unerwartet aufeinander. Mit Freunden besuchen wir die Weinpräsentation am Roten Hang. Die Probiermeile der Winzer schlängelt sich sanft den Hügel hoch und gewährt stimmungsvolle Ausblicke auf den Rhein mit seinen Inseln und Nierstein bis hinüber ins Hessische. Tische und Bänke laden zum Verweilen ein, so dass die »Schnudedunker« in aller Ruhe kosten, sehen und »babbele« können.

Wir schlendern in aller Gemütsruhe mit einem Piffchen Wein durch die Wingerte, als ich plötzlich meinen Namen höre. An einem der Tische hebt sich eine Hand und winkt mir zu. Es ist Nina. Seit einer gefühlten Ewigkeit haben wir uns nicht mehr gesehen. Doch verändert hat sie sich kaum. Noch immer umrahmen lange, dunkle Locken ihr markantes Gesicht. Allerdings erscheint sie mir blasser, irgendwie durchscheinender als früher, und auch ernster.

Was tut man in einer Situation wie dieser, wenn man sich längst fremd geworden ist? An alte Zeiten anknüpfen? Floskeln austauschen? Über das Wetter oder das gerade besuchte Event reden? Oder sich nach dem Befinden erkundigen?

Ich tue letzteres, was sich als die schlechteste Option entpuppt. Sie schweigt zunächst, schaut auf den Rhein, tastet nach der Hand ihres Mannes und sagt ganz ruhig, ohne mich zunächst anzuschauen: »Ich hatte Brustkrebs, wurde operiert, bekam Chemo und die Bestrahlung läuft noch!«

Verdammt! Hättest du bloß deinen Mund gehalten! Frage nie wieder jemanden, den du länger nicht gesehen hast, nach seinem Befinden, schießt es mir durch den Kopf.

Unwillkürlich fällt mein Blick auf ihren Scheitel. Ihre Perücke sieht überhaupt nicht nach Perücke aus. Ich bin total verunsichert. Was ist in einem solchen Moment die richtige Reaktion? Mitleid? Zuversicht? Einfach darüber hinweg gehen? Oder sich darauf einlassen?

Ich entscheide nachzufragen und sie scheint es gut zu finden, dass ich Interesse bekunde und bleibe, anstatt mich mit einer fadenscheinigen Entschuldigung davonzustehlen. Sie erzählt mir von der Therapie, den Nebenwirkungen und der schweren Zeit, die hinter ihr liegt und noch auf sie zukommt. Doch in zwei Wochen würde alles abgeschlossen sein und dann will sie sich erst einmal erholen.

Ihre Gelassenheit ruft in mir Bewunderung hervor. Sie scheint ihr Schicksal angenommen zu haben und nicht damit zu hadern. Ich wäre wahrscheinlich angesichts einer solchen Diagnose höchst hysterisch. Brustkrebs löst bei mir Panik aus. Unter Berücksichtigung meiner Familiengeschichte ist das auch nicht verwunderlich. Meine Oma, damals zehn Jahre jünger als ich jetzt, starb an Brustkrebs, als ich sechs Wochen alt war. Sie weigerte sich, mich in den Arm zu nehmen, weil sie fürchtete, mich anzustecken. Dann erwischte es noch zwei Tanten und eine Cousine. Meine Schwiegermutter starb zwanzig Jahre nach der Erstdiagnose an Lungenmetastasen. Sie war zwar nicht mit mir verwandt, aber der Sterbeprozess hat mich zutiefst erschüttert

Ich ringe um Fassung, will mir auf keinen Fall anmerken lassen, wie es in mir tobt.

»Man sieht es dir nicht an«, sage ich, was auch stimmt.

Nina wirkt nicht krank, vielleicht etwas müde, aber trotzdem auch stark. Sie nickt nur.

Und dann entschlüpft mir der Satz, den ich keine drei Monate später hassen werde, der mir in diesem Moment aber über meine Unsicherheit hinweghilft. »Was bleibt einem auch übrig: Da muss man eben durch!«

Nina geht nicht näher darauf ein, wir reden noch etwas, dann verabschiede ich mich, um meinen Mann und meine Freunde zu suchen, die inzwischen weitergegangen sind. Meine Stimmung ist ziemlich im Keller. Ich werde nachdenklich vor allem angesichts meiner »Brustcellulite«. Ein Anflug von

Beklemmung überkommt mich. Doch ich schiebe ihn weg. Es ist so ein schöner Tag. Den will ich genießen.

Nina geht mir aber nicht mehr aus dem Kopf. Die Begegnung mit ihr wird anstatt zu verblassen, mit jeder Stunde präsenter. Wir haben uns mehr als 25 Jahre nicht gesprochen, aber ich habe deutlich gespürt, dass sie das Bedürfnis hat, mit mir zu reden. Ich besorge mir über meine Mutter ihre Telefonnummer und rufe sie an. Sie freut sich sehr und meint, wir könnten uns ja mal treffen. Sie habe diese Woche noch die letzte Bestrahlung und könne anschließend bei mir vorbeikommen, da mein Wohnort fast auf ihrem Weg liege.

Auch wenn ich mich auf sie freue, bin ich vor dem Treffen doch etwas nervös. Ich habe nah am Wasser gebaut und fürchte, wir würden beide irgendwann heulend um den Esstisch sitzen. Es kommt zum Glück anders. Wir verbringen drei sehr angenehme Stunden, in denen wir nicht nur über den Krebs sprechen, sondern uns an vergangene Zeiten erinnern, ohne sie zu verklären. Mein Respekt vor ihr wächst. Sie jammert nicht, versucht, der Situation Positives abzugewinnen, macht sogar Scherze, über die wir zusammen lachen. Dieses Lachen tut gut. Es hält die Angst auf Abstand. Wir beschließen, uns bald wieder zu treffen, nach ihrem Urlaub im September.

Bevor sie geht, kramt sie ein altes Schwarz-Weiß-Foto von uns beiden aus ihrer Handtasche hervor. Es ist an Fastnacht bei einem Kindermaskenball in der Mainzer Rheingoldhalle aufgenommen worden, unserem Alter nach zu schätzen Ende der Sechziger. Als ich unsere kindlichen Konterfeis sehe, erinnere ich mich sofort wieder daran. Nina ist als Prinzessin verkleidet. Ich weiß noch, wie toll ich ihr Kostüm fand. Das goldene Diadem, das Kleid aus lila Taft mit einem langen Rock aus Tüll sind wirklich märchenhaft. Ich stelle wohl Colombine dar, die weibliche Form des Harlekins. Meine Mutter hatte mir ein Oberteil aus grün-rot kariertem Stoff und dazu einen kurzen weiten Rock genäht. Auf dem Kopf trage ich eine Bedeckung, wie der Till in der Mainzer Fastnacht. Mein Kostüm wirkt neben dem von Nina etwas armselig. Doch das war mir damals wohl nicht bewusst. Ich lache auf dem Bild, während Nina ernst schaut. Da ich dieses Foto nicht in meinem Album habe, fotografiere ich es mit meinem Smartphone.

Der Verdacht

Das Gespräch mit Nina, meine weiterhin vorhandene Brust-cellulite, die sich trotz Pilates nicht verbessert, beschäftigen mich mehr und mehr. Meinem Mann fällt auf, dass ich immer schweigsamer und nachdenklicher werde. Schließlich spricht er mich darauf an. Erst druckse ich herum, dann zeige ich ihm die Einziehung in meiner Brust. Er ist schockiert. »Wie lange hast du das schon?«

»Eine Weile.«

»Und da sagst du nichts? Bist du von allen guten Geistern verlassen?«

Seine Reaktion erschreckt mich. »Das sieht zwar seltsam aus, aber beim Abtasten fühlt man nichts.«

»Lass mich das überprüfen«, sagt er, ohne Widerspruch zu dulden.

Seine Finger sind kalt, als er meine Haut anfasst. Er tastet mich routiniert ab. Die Berührung ist mir unangenehm. »Ich kann zwar auch nichts fühlen. Aber du solltest nicht länger mit einer Untersuchung warten. Geh so schnell wie möglich zu deinem Gynäkologen.«

Am nächsten Morgen rufe ich in der Praxis an. Nachdem ich mein Anliegen geschildert habe, kann ich schon übermorgen kommen.

Es ist ein spätsommerlicher Septembervormittag, an dem ich nach Mainz zu meiner Frauenärztin fahre. In der letzten Nacht habe ich schlecht geträumt. Von was, weiß ich nicht mehr. Gegen vier Uhr bin ich aufgewacht und konnte dann nicht mehr einschlafen. Jetzt bin ich müde, mein Puls ist dafür umso aktiver. Er schlägt mir bis zum Hals. Nach der Untersuchung will ich mich mit meinem Sohn und meiner Schwieger-tochter zum Mittagessen in der Stadt treffen. Morgen fahren sie für zehn Tage in Urlaub.

Mein bisheriger Frauenarzt hat vor einigen Monaten die Praxis an zwei Gynäkologinnen übergeben, die tageweise in der Praxis oder der Klinik arbeiten. Ich kenne keine von beiden. Meinen Termin habe ich bei der Ärztin, die auf Mammacarcinom spezialisiert ist. Ich hoffe, dass die Chemie zwischen uns stimmt. Wenn nicht, muss ich mich anderweitig umschauen. Auf den ersten Blick wirkt sie sympathisch. Sie nimmt sich viel Zeit, erkundigt sich nach den Auswirkungen der Wechseljahre und zuletzt nach meinem Befinden. Alles ist entspannt und ich fühle mich in guten Händen.

Ich schildere ihr meine Beobachtung. Ihr Blick wird plötzlich ernst, sie fordert mich auf, den Oberkörper freizumachen und den Muskel anzuspannen. Sie tastet mich ab und plötzlich ist da wieder jener stechende Schmerz, den ich das erste Mal auf La Réunion verspürt habe. Warum ist mir diese Verhärtung entgangen? Liegt es an meinen ungeübten Fingern? Wollte ich sie einfach nicht wahrhaben? Oder hat sich das Ding in meiner Brust bisher gut getarnt?

Noch bevor sie die Sonografie macht, ist mir klar, dass das wohl keine harmlose Zyste ist. In dem Raum ist es dunkel. Das Ultraschallgerät produziert ein sonores Brummen. Der Monitor ist so ausgerichtet, dass ich mitschauen kann. Den Anblick hätte ich mir gerne erspart. Dennoch starre ich auf den Bildschirm wie das Kaninchen auf die Schlange. Da ist er, der Feind! Der Tumor ist hässlich, geformt wie eine Maulbeere! Um ihn herrscht Chaos. Einsprossende Gefäße leuchten in rot und blau, pulsieren dort, wo sie nicht sein sollten, und versorgen ihn mit der Energie, die er zum Wachsen braucht. So bekommt er ständig Nachschub, um seine Fresssucht zu stillen.

Sowohl meine Ärztin als auch ich sind still. Es ist jene Stille, die nichts Gutes verheißt und gegen die man anschreien will. Doch ich bleibe stumm. Was gäbe es auch zu sagen? Sie sucht nach Worten, um mir ihren Verdacht mitzuteilen. Ich ringe um Fassung. Mit dem Ultraschallkopf fährt sie weiter über die Brust. Dann wechselt sie auf die rechte Seite. Dort bietet sich ein ganz anderes Bild. Gleichmäßig verteiltes Fett- und Drüsengewebe. Kein Knoten. Keine neuen Gefäße.

Sie schallt auch noch die Lymphknoten. Aber ich kann nicht erkennen, ob sie bereits befallen sind. Das wäre ein erstes Anzeichen, dass der Krebs sich auf den Weg gemacht hat, um weitere Organe zu erobern.

Ich breche das Schweigen. »Da brauche ich mir wohl keine Illusionen zu machen. Das sieht sehr nach einem Mammacarcinom aus.«

Sie ist zurückhaltender mit ihrer Aussage. »Das ist schon verdächtig. Aber wir warten erst einmal weitere Untersuchungen ab.«

Ich bin erstaunlich gefasst, was mich selbst überrascht. Die Vorstellung, Krebs zu haben, gehört für mich zum Schlimmsten überhaupt. Denn diese Krankheit verfolgt mich schon mein ganzes Leben. Wahrscheinlich habe ich schon länger geahnt, was da in mir wächst, es aber ignoriert. Als würden verschlossene Augen die Realität so einfach verschwinden lassen.

Womöglich erklären sich auch so die ständigen wechselnden körperlichen Beschwerden. Sind sie eine Begleiterscheinung oder sogar die Vorboten des Krebses?

Ich wische das Gel ab, ziehe mich an und folge ihr an den Schreibtisch. Noch kann ich die Tränen zurückdrängen.

Sie erläutert mir, was mich erwartet: »Sie müssen schnellstmöglich zur Mammographie und es muss eine Gewebeprobe mittels Stanze zur genauen Bestimmung entnommen werden. Am besten wird auch noch ein MRT gefahren. Wenn Sie wollen, macht meine Sprechstundenhilfe Ihnen gleich einen Termin im Brustzentrum der Uniklinik. Es wäre gut, Sie würden nicht zu lange mit diesen Untersuchungen warten.«

Ich nicke stumm, will nicht noch mehr Zeit vergeuden. Tränen drücken sich in die Augenwinkel. Aber sie fließen nicht, sondern brennen nur. Bislang werde ich in der Krankenakte als Risikopatientin geführt. Das habe ich immer weit von mir geschoben. Jetzt holt es mich ein. Das Risiko hat sich realisiert.

»Meine Großmutter ist mit 46 Jahren an Brustkrebs gestorben. Eine Schwester meines Vaters mit Anfang 40. Meine Schwiegermutter bekam mit 56 Jahren Metastasen, 17 Jahre nach ihrer OP, und starb knapp ein Jahr später. Meine Cousine erkrankte vor drei Jahren. Und jetzt ich«, zähle ich mit brüchiger Stimme auf.

Sie redet beruhigend auf mich ein. »Das ist fast alles sehr lange her. Heute sind die Behandlungsmethoden deutlich besser und individuell auf die Patientinnen zugeschnitten. Wir haben viele Möglichkeiten, den Krebs zu eliminieren, und sollte das nicht gelingen, können wir viele Betroffene lange am Leben halten. Aber das hängt natürlich auch davon ab, welche Art von Brustkrebs es ist. Und noch ist die Diagnose ja nicht gesichert.«

»Für mich sieht es danach aus und für Sie doch auch«, sage ich und sie nickt kaum merklich.

Sie schildert mir das weitere Prozedere. »Auf alle Fälle stehen eine OP und Bestrahlung an, möglicherweise auch Chemotherapie. Und wenn der Tumor östrogenabhängig sein sollte, ist eine mindestens fünfjährige Hormontherapie zwingend.«

Mir wird das alles zu viel. Ab jetzt höre ich nur noch mit halbem Ohr zu und denke daran, dass ich in einer Stunde meinem Sohn und meiner Schwiegertochter bei einem gemütlichen Mittagessen gegenüber sitzen soll. Ich weiß nicht, ob ich es fertigbringe, mir nichts anmerken zu lassen. Noch ist die Diagnose nicht gesichert und ich will den beiden nicht ihren zehntägigen Urlaub verderben. Doch wie kann ich so tun, als wäre alles wie immer mit dieser Diagnose im Hinterkopf? Werde ich nicht in Tränen ausbrechen? Ich bin nicht gut im

Verbergen. Normalerweise kann jeder in meinem Gesicht wie in einem Buch lesen. Kann ich so gut schauspielern, dass die beiden nichts bemerken?

»Sie können mich jederzeit anrufen oder mir eine E-Mail schreiben«, gibt die Ärztin mir noch mit auf den Weg.

Am Empfang wird mir der Termin im Brustzentrum der Uniklinik mitgeteilt. In zwei Tagen werde ich mehr wissen.

Draußen vor der Tür rufe ich meinen Mann an. Die Mailbox geht an. Ich bitte um Rückruf. Bis zum Treffen bleiben mir noch 40 Minuten. Zeit, die ich brauche, um mich zu fangen.

Ich gehe hinunter an den Rhein. Das habe ich schon als Jugendliche getan, wenn mich Sorgen drückten. Dieser Septembertag ist wunderschön. Doch ich schätze seine Schönheit nicht. Ich setze mich auf eine Bank, die Sonne wärmt mich. Der Wind trägt den Geruch des Flusses zu mir herüber. Große Schiffe fahren vorbei. Ihre Dieselmotoren tuckern dumpf und gleichmäßig.

Der Fluss ist jeden Tag anders und doch ein Spiegel der Zeit. Er ist eine variable Konstante. Seit Jahrtausenden fließt er dahin, mal träge, mal reißend, mal schäumend, mal schlammig braun, mal himmelblau. Den Menschen bringt er Segen, aber auch Leid. Manche reißt er in den Tod und bleibt doch immer gelassen.

Kann ich gelassen bleiben? Ich verbiete mir im Augenblick Gefühle, will es rational angehen, Haltung wahren. Noch ist es ja nicht offiziell. Das Heulen verschiebe ich auf später, wenn ich zuhause bin. Ich schwöre, mir nichts anmerken zu lassen.

Auf dem Weg ins Lokal ruft mein Mann an. Er hört schon an meiner Stimme, was los ist. Ich erkläre, wie es nun weitergeht und bitte ihn, mich zu dem Termin im Brustzentrum zu begleiten. Ich fühle mich außerstande, das alleine durchzustehen. Er verspricht es mir.

Das gemeinsame Essen verläuft unerwartet entspannt. Ich verabscheue Lügen und hangle mich am Rand der Wahrheit entlang. Irgendwie gelingt es mir, meinem Sohn und meiner Schwiegertochter etwas vorzuspielen. Wir können sogar Scherze machen und lachen.

Ich beschließe, meiner Familie erst die Diagnose mitzuteilen, wenn sie gesichert ist und die beiden aus dem Urlaub zurück sind. Das bedeutet elf Tage Schweigen. Ich werde weder mit meinem jüngeren Sohn noch mit meiner Tochter und erst recht nicht mit meiner Mutter reden. Nur mit meinem Mann und meiner Ärztin.

Bis heute weiß ich nicht, wie ich den Weg nach Hause unfallfrei überstanden habe. Im Rückblick kommt es mir so vor, als wäre ich viel konzentrierter gewesen als üblich. Diese Autofahrt war eben nicht die übliche Routine, die sich über Jahre eingeschlichen hat, sondern eine echte Herausforderung. Noch ist mir nicht klar, dass mir etliche solcher Fahrten in aufgewühltem Zustand bevorstehen werden.

»Dr.« Google?

Mein erster Impuls nach dem Arztbesuch ist es, mich im Internet über Brustkrebs zu informieren. Noch zögere ich, denn das Internet kann eine Büchse der Pandora sein. Richtige Inhalte finden sich neben falschen. Es wird informiert, aber auch gelogen, manipuliert, polemisiert und emotionalisiert. Am meisten fürchte ich die Emotionen, die mich aufgrund der Diagnose am heftigsten überrumpeln können und meinen Verstand ausschalten. Wie werde ich auf das Leid anderer, das nun mein Leid ist, reagieren?

In die Suchzeile gebe ich »Brustkrebs« ein, habe die Suche aber noch nicht gestartet. Ich wiege das Für und Wider ab. Das Gespräch mit der Frauenärztin hat mir die medizinischen Möglichkeiten dargelegt, klar und nüchtern, ohne zu dramatisieren. Der Befund ist schockierend und bringt alles durcheinander. Aber ich habe auch einen Weg gezeigt bekommen, der mich durch diese Krise führen kann.

Schließlich starte ich die Suche. Das Erste, was ich sehe, sind eine Reihe kleiner Bilder mit besonders schlimm ausgeprägten Formen des Brustkrebses. Mir wird übel. Ich schließe nicht nur meine Augen, sondern auch die Seite.

Das Gedicht *Mann und Frau gehen durch die Krebsbaracke* von Gottfried Benn kommt mir in den Sinn.

> Der Mann:
> Hier diese Reihe sind zerfallene Schöße
> Und diese Reihe ist zerfallene Brust
> Bett stinkt. Die Schwestern wechseln stündlich …

Das Gedicht endet mit »Erde ruft!«

Diese drastische Beschreibung trifft mich tief. Tiefer als das grausige Foto, konfrontieren mich diese Zeilen doch mit meinem eigenen Schicksal. Auch meine Brust wird zerfallen und ich in einem stinkenden Bett sterben, wenn ich keine Therapie erhalte.

Ich entscheide mich dafür, den Ärzten zu vertrauen und gebe »Dr.« Google einen Korb.

Baustelle

Vor meinem Frauenarztbesuch sind mein Mann und ich beinah jeden Abend zur Baustelle spaziert, um die Fortschritte zu begutachten. Es war schon ein richtiges kleines Ritual, unseren Traum wachsen zu sehen. Wir wähnten uns bereits in der Küche beim Kochen, am Tisch beim Essen und im Wohnzimmer vor dem lodernden Kamin. Das alles rückt für mich jetzt in weite Ferne, erscheint mir geradezu irreal.

Ich werde die nächsten Tage nicht hingehen können. Der Anblick würde meine Gefühle zu sehr durcheinanderwirbeln. Wer ein Haus baut, plant mit der Zukunft. Wer Krebs hat, wird mit seiner Endlichkeit konfrontiert. Das steht sich diametral gegenüber und passt nicht zusammen.

Die letzte Baubesichtigung liegt noch keine 24 Stunden zurück. Doch jetzt ist nichts mehr so, wie es war. Ich frage mich, ob ich jemals in unser Haus einziehen werde. Was, wenn der Krebs so aggressiv ist, dass er mich vor Ende der Bauphase dahinrafft? Was, wenn ich die Therapie nicht vertrage, und den Rest meiner Gesundheit einbüße, so dass ich mit dem Haus komplett überfordert bin?

Ich behalte meine Bedenken für mich, mein Mann denkt in überschaubareren Zeiträumen, konzentriert sich ganz auf die nächsten Wochen. Diese Gedankenspiele um »Was wäre, wenn« hält er für unnötig belastend. Es kommt sowieso meist anders, als man denkt. »Ausgeschüttetes Wasser«, kommentiert er meine Grübeleien und meist behält er Recht.

Aber wir beide sind noch nie in einer vergleichbaren Situation gewesen. Gemeinsam betreten wir Neuland. Nach mehr als 30 Jahren Ehe werden wir uns als Mann und Frau neu definieren und gemeinsam auseinandersetzen müssen. Es werden Dinge auf uns zukommen, die wir nicht kalkulieren können. Wir wissen nicht, wie wir darauf reagieren werden. Können wir weiterhin miteinander reden oder versinken wir im Schweigen? Wird mich die OP entstellen? Wie geht es mit unserer Beziehung weiter – auch körperlich? Werden wir diese Belastungsprobe bestehen? Verlieren wir uns am Ende? Meine größte Angst ist, dass der Krebs ab jetzt alles dominiert und womöglich unsere Liebe und unser Leben zerstört.

Gewissheit

Es ist Freitag, der Tag, an dem ich Gewissheit bekomme. Die letzten beiden Nächte haben mein Mann und ich kaum geschlafen. Völlig übermüdet quälen wir uns aus dem Bett. Die Angst hält mich und auch ihn fest in ihren Klauen. Wir finden keine Worte, mit denen wir die Zeit totschlagen könnten, ohne auf den Krebs zu sprechen zu kommen. In den letzten 48 Stunden sind wir alle möglichen Szenarien durchgegangen. Mein Mann ist Arzt, betreut selbst Krebspatienten. Aber es ist etwas ganz anderes, wenn jemand aus der eigenen Familie betroffen ist. Dann fehlt die Distanz, die Nüchternheit, mit der man die Sache angeht. Emotionen lassen sich nicht leugnen. Er versucht, sich nichts anmerken zu lassen, aber ich weiß, das ist nur Fassade.

Die Oberärztin, die die Untersuchungen durchführen wird, vermittelt einen kompetenten Eindruck. Sie trifft die richtige Mischung aus Empathie und ärztlicher Routine. Auch wenn sich jeder Patient als einzigartig in seiner Angst empfindet, ist es für sie doch Alltag.

Die Mammographie ist unangenehm und bestätigt die Vermutung. Der zweite Schritt ist die Gewebeentnahme. Viermal wird mit einer Nadel der Tumor punktiert, um ausreichend Material zu gewinnen. Mein Mann schaut zu, wie die Nadel in die Geschwulst schnellt und ihr Stücke entreißt. Es tut weh. Jedes Mal ein bisschen mehr. Danach soll ich ein Tuch fest auf die Stellen pressen, um blaue Flecken zu vermeiden. Trotzdem bildet sich ein großes Hämatom, dessen Farbpalette sich in den nächsten Tagen von tiefviolett über grün in verblassendes Gelb wandeln wird. Das Schlimmste ist für den Moment überstanden.

Zu meiner großen Erleichterung folgt eine halbe Stunde später bereits das MRT, so dass ich nicht noch einmal herkommen muss. Eigentlich leide ich nicht unter Platzangst und die Untersuchung macht mir nichts aus. Doch heute ist die Anspannung immens. Deshalb lasse ich mir eine Beruhigungstablette geben. Mir wird eine Braunüle gelegt, durch die das Kontrastmittel eingespritzt wird. Mit dem Kopf voran und bäuchlings geht es in die Röhre. Es ist laut und kalt. Ich fühle mich verloren und fange an zu beten. Die ständige Wiederholung des Gebets wirkt beruhigend. Oder ist es doch eher die Tablette?

Endlich werde ich wieder aus der Röhre geholt. Die Untersuchungen sind zunächst einmal abgeschlossen. Auch wenn der pathologische Befund noch aussteht, wissen wir jetzt, dass es Brustkrebs ist. Die Gewissheit lässt die Angst nicht schrumpfen, aber sie erspart mir hoffnungslose Spekulationen. In mir ist alles leer.

Die Ärztin erläutert mir, wie es weitergeht, welche Untersuchungen am Gewebe vorgenommen werden. »Jeder Tumor ist anders, hat seine eigene böswillige Individualität, die entlarvt werden muss, um ihn erfolgreich zu bekämpfen«, erklärt sie.

Ich höre ihre Stimme wie durch Watte. Das liegt jetzt definitiv an der Beruhigungspille.

Sobald die Ergebnisse da sind, soll ich zu meiner Gynäkologin gehen, um das weitere Vorgehen zu besprechen.

Ich bin froh, jetzt nicht allein zu sein, meinen Mann an meiner Seite zu haben. Ich fasse seine Hand, halte sie fest. Auf dem Weg zum Auto nehme ich meine Umgebung kaum wahr, reagiere mechanisch, wie ferngesteuert. Ich empfinde auch keine Wut, nur eine gewisse Dumpfheit. In meinem Kopf setzt sich die Frage fest, ob ich etwas falsch gemacht habe, weil ich an Krebs erkrankt bin.

Irgendwann quält mich diese Vorstellung so sehr, dass ich es meinem Mann sage. Er bleibt stehen und schaut mich an. »Das ist eine Frage, die mir alle meine Krebspatienten stellen, und die sich nicht einfach beantworten lässt. Wieso solltest du Schuld daran haben? Natürlich gibt es Substanzen, die den

Krebs befördern. Aber nicht jeder, der ihnen aussetzt ist, erkrankt auch. Außerdem ist dieser Gedanke müßig. Es ändert nichts an der Diagnose.«

Die Fahrt nach Hause verläuft schweigend. Jeder hängt seinen eigenen Gedanken nach. Ich fühle mich wie im Glaskörper einer Sanduhr gefangen. Der Boden unter meinen Füßen verliert seine Stabilität. Er wandelt sich in Treibsand, zieht mich in den Abgrund. Unweigerlich nähere ich mich der schmalsten Stelle, rutsche hindurch und falle. In meine Einzelteile zerlegt, schlage ich auf dem Boden auf. Versuche, mich wieder zusammenzusetzen. Doch Sandkorn für Sandkorn rieselt auf meinen Kopf, begräbt meinen Körper, drückt auf die Lungen. Um nicht zu ersticken, muss ich mich freischaufeln, nach oben kämpfen. Ein mühsames Unterfangen. Schaffe ich es? Oder bin ich verloren?

Staging

Die nächsten Wochen sind von Arztbesuchen geprägt. Ein Termin jagt den anderen. Einerseits nervt das. Andererseits füllt diese medizinische Routine die Tage, verleiht ihnen Struktur, so dass ich beschäftigt und abgelenkt bin. Meine Frauenärztin ist mir eine große Hilfe, vor allem bei der Suche nach einem geeigneten Brustzentrum. Mainz hat drei solcher Zentren. Neben dem der Universitätsklinik und dem des Marienklinikums gibt es auch noch ein »kleines« Brustzentrum mit gutem Ruf im Fort Malakoff, das Mic.Ma Mainz. Alle drei bieten eine Brustkrebssprechstunde an.

Die Uniklinik kommt für mich nicht in Frage. Aber ich lasse mir sowohl im Marienklinikum wie auch im Mic.Ma einen Termin geben. Den im Mic.Ma bekomme ich am schnellsten. Wenn mir das Zentrum zusagt, gehe ich dort zur Behandlung hin. Wenn nicht, suche ich weiter.

Im Mic.Ma praktizieren drei Ärzte. Dem Zentrum ist eine onkologische Praxis angeschlossen. Das bedeutet kurze Wege, sollte ich eine Chemotherapie benötigen. Diese Vorstellung schiebe ich jedoch weit weg, sie ist für mich im Moment einfach nur schrecklich. Vom Wartezimmer aus ist der Rhein zu sehen. Obwohl es eigentlich kein Wartezimmer im üblichen Sinn ist. Am Ende eines Sackgassenflurs stehen einige Stühle aufgereiht. Uns gegenüber sitzt ein Paar. Die Frau ist ungefähr zehn Jahre jünger als ich. Sie wirken genauso angespannt wie wir.

Wir werden aufgerufen und ins Sprechzimmer geführt. Ich habe Glück, alles passt. Der Arzt ist mir sympathisch und geht auf mich ein. Unser erstes Gespräch verläuft sachlich, ohne zu viele Emotionen, die zu Tränen führen. Im Gegenteil, er spricht mir Mut zu. Zudem beruhigt seine Reputation als einer der besten Brustchirurgen Deutschlands ungemein. Natürlich bin ich in erster Linie froh, dass der Tumor wegoperiert wird, aber ein ansprechendes Ergebnis ist genauso wünschenswert. Auch das Praxisteam ist kompetent und freundlich und kümmert sich sehr nett um mich.

Der Arzt erklärt mir noch, dass vor der OP das Staging ansteht. Es klingt irgendwie nach Stage, also Bühne, und somit nach einem großen Auftritt. Natürlich ist das nicht der Fall. Es ist absolut nicht pompös, sondern einfach nur ernüchternd. Beim Staging wird untersucht, ob und wenn ja, wie weit sich der Krebs bereits im Körper verbreitet hat. Es beinhaltet einen Ultraschall des Abdomens, das Röntgen der Lunge und ein Knochenszintigramm, um mögliche Metastasen zu entlarven. Den Termin dafür habe ich schon drei Tage später. Dieses Mal wird mich mein Mann nicht begleiten können. Er ist auf einem Ärztekongress.

Die Zeit bis zum Staging zieht sich trotz der Kürze. Ich beginne zu grübeln, prüfe, ob ich irgendwelche Symptome habe, die auf Metastasen hinweisen könnten. Was die ganze Sache verschlimmert, ist meine frühere Ausbildung zur Medizinisch-Technischen Assistentin. Sie hat mir ein halbmedizinisches Wissen vermittelt, das mir einen gewissen Einblick in meine Erkrankung gewährt. Allerdings sehe ich nur die negativen Seiten, da ich keine Ahnung von einer möglichen Therapie habe. Dieses Halbwissen verfluche ich jetzt. Denn immer wieder spult sich das Szenario ab, was Metastasen bedeuten.

Unter diesem Eindruck spüre ich auf einmal wieder den engumschriebenen Schmerzpunkt hinten am Rücken neben der Wirbelsäule. Er nervt mich seit Monaten und liegt dem Tumor genau gegenüber. Morgens nach dem Aufstehen muss ich husten und dann sticht es immer. Bisher sah ich in dem Husten das Erbe meines Vaters, der jeden Morgen damit gekämpft hat. Was, wenn dem nicht so ist, und mehr dahintersteckt? Anfangs ist es nur ein Gedanke, aber in den nächsten Stunden wächst sich das zu einer fixen Idee aus. Schließlich bin ich fest davon überzeugt, dass der Krebs schon gestreut hat. Ich sehe vor meinem inneren Auge einen Rundherd in meiner Lunge.

Den Abend vor dem Staging verbringe ich allein. Mein Mann ist in Dresden auf einem Kongress und kann mich nicht ablenken. Diese Stunden sind mir als die schlimmsten seit der Diagnosestellung in Erinnerung. Ich bin keine Diva, mache selten Tamtam um mich. Normalerweise packe ich die Dinge einfach an. Doch die letzten Tage haben mich dünnhäutig gemacht. Die Verzweiflung wächst, will mich verschlucken und mich überkommt das heulende Elend. Ich bin froh, allein zuhause zu sein. So kann ich meinen Tränen und meiner Angst freien Lauf lassen, heulen und schreien, bis mein Gesicht nass ist, die Augen brennen und die Nase läuft. Irgendwann beruhige ich mich. Nicht, weil ich mit der Situation besser zurande käme, sondern schlicht, weil ich erschöpft bin. Vor dem Schlafengehen nehme ich eine halbe Schlaftablette. Die Vorstellung, in dieser Nacht wach zu liegen und sämtliche Szenarien durchzuspielen, übersteigt meine Kraft. Ich will wenigstens für kurze Zeit einmal alles ausblenden können.

Am nächsten Morgen erwache ich sehr früh. Zu meinem Erstaunen bin ich ausgeruht und auch gefasst. Die Verzweiflung der letzten Nacht ist mit der Dunkelheit verschwunden. Zumindest bis zu dem Augenblick, bis ich wieder husten muss und den wohlbekannten Stich unter meinem Schulterblatt spüre. Ich frühstücke und fahre dann los. Der Morgen wird lang, vor dem Nachmittag komme ich wahrscheinlich nicht nach Hause.

Die Rushhour hält sich in Grenzen und ich bin vor der Zeit in der Praxis. Zuerst geht es in die Nuklearabteilung. Dort wird mir Kontrastmittel gespritzt, das sich in den nächsten sechs Stunden in meinem Skelettsystem verteilt. Danach geht es zum Lunge röntgen. Mein Herz rast. Ich habe Angst, und stehe kurz vor einer Panik. Die Aufnahmen sind schnell gemacht. Der Ultraschall folgt keine zwanzig Minuten später.

Die Ärztin schaut ernst auf den Monitor, während sie mit dem Schallkopf den Bauchraum erkundet. Sieht sie da etwas? Dort, wo die Leber ist, verweilt sie länger, fährt den Ultraschallkopf mehrmals hin und her. Schließlich bekomme ich die befreiende Antwort: »Alles in Ordnung. Allerdings sollten Sie etwas mehr auf Ihre Leber achten. Sie zeigt erste Anzeichen einer Verfettung.«

Meine Leberwerte sind immer super, deshalb verstehe ich das nicht. Aber wie hat mein Hausarzt das einmal formuliert: »Das ist die ortsübliche Rheinhessenleber. Kommt vom Wein.«

Sie steht auf, reicht mir ein Tuch, damit ich das Gel abwischen kann. »Übrigens ist Ihre Lunge auch völlig okay.«

»Sind Sie ganz sicher?«, frage ich, da ich immer noch fest davon ausgehe, in Nähe der Wirbelsäule einen Befund zu haben.

»Ja, absolut sicher!«

Sie verabschiedet sich und ich bin platt vor Erleichterung. Meine Befürchtungen waren reine Einbildung. Die fünf Stunden bis zum Knochenszintigramm liegen vor mir, die ich aber nicht in der Praxis absitzen will. Die Geschäfte sind noch zu, so dass ein Stadtbummel entfällt. Aber auf Shoppen habe ich sowieso keine Lust. Das liegt jetzt für die nächsten Wochen auf Eis. Ich kaufe mir erst wieder neue Klamotten, wenn ich eine Perspektive habe. Ich frage, ob ich nach Hause fahren kann. Das ist kein Problem. Ich muss nur wieder pünktlich da sein.

Die Zwischenzeit vertreibe ich mir in meinem Garten. Jäte ein bisschen Unkraut, schneide Verblühtes ab, gieße die Topfpflanzen. Dann fahre ich wieder in die Praxis. Nervenaufreibende 45 Minuten liege ich auf einem Tisch, während Kameras mein Skelett aus zwei verschiedenen Blickwinkeln abfotografieren. Bis zum Befund heißt es wieder warten. Diese Stunde ist für mich die längste meines bisherigen Lebens. Dann die endgültige Entwarnung: Auch hier ist alles okay.

Ich fühle mich wie eine Schlafwandlerin. So ganz realisiere ich dieses Ergebnis noch nicht, dafür steckt mir die gestrige Verzweiflung noch zu sehr in den Knochen. Bevor ich mich ins Auto setze, gehe ich ein paar Schritte am Rhein entlang. Es ist ein milder Spätsommertag, der die Menschen ins Freie lockt. Das Leben pulsiert hier. Jogger, Mütter mit Kindern, Senioren, Radfahrer, Schulklassen strömen aneinander vorbei und ich bin mittendrin. Die Starre der letzten Tage fällt von mir ab. Ich fühle mich plötzlich wieder lebendig. Es ist nur eine Momentaufnahme, aber ich schöpfe Hoffnung. Schwere Wochen liegen noch vor mir. Doch das Todesurteil scheint erst einmal auf die lange Bank geschoben. Meinem Mann schicke ich die gute Nachricht und er antwortet mir prompt mit einem Emoji.

Auf dem Nachhauseweg lege ich einen Zwischenstopp zum Einkaufen ein. Der Kühlschrank soll bis nach meiner Operation gefüllt sein. Im Supermarkt treffe ich zu meiner Überraschung auf Nina. Vier Monate ist es her, dass wir uns in Nierstein gesehen haben. Der Urlaub in Frankreich hat ihr gut getan. Sie ist braun gebrannt und gut erholt. Die Perücke hat sie abgelegt und trägt ein Basecap, unter dem ihr eigenes Haar hervorlugt. Wir quatschen ein bisschen und sie sagt mir, wie gut sie sich im Augenblick fühle. Wie es denn mir so gehe? Ich sehe etwas abgespannt aus?

Ich schlucke und straffe mich unbewusst. »Ich habe dasselbe wie du. Seit einer Woche weiß ich es.«

Ihren Blick werde ich nie vergessen. Sie erfasst sofort, wie sich unsere Schicksale auf so unheilvolle Weise wieder verknüpfen. Aus ihrer Miene spricht Unfassbarkeit, Mitgefühl, Entsetzen. Der Ausdruck in ihren Augen macht mir klar, was auf mich zukommt, und dass es alles andere als ein Spaziergang werden wird.

Ich habe nicht die Kraft, noch länger mit ihr zu reden. Wir nehmen uns kurz in den Arm. »Ich melde mich!«, verspreche ich zum Abschied.

Diese unerwartete Begegnung hat mich durcheinandergebracht. Beim Autofahren muss ich mich ganz auf den Straßenverkehr konzentrieren, sonst baue ich am Ende noch einen Unfall, der die OP gefährden könnte. Zuhause stelle ich die Einkäufe in die Küche, verstaue Verderbliches im Kühlschrank. Dann heule ich Rotz und Wasser.

Wie sage ich es?

Hinter mir liegen lange Tage des Schweigens, die wie ein Mühlstein um meinen Hals hängen. Meinen Kindern, meiner Mutter und meiner Schwester habe ich noch immer nichts gesagt. Ich wollte erst Gewissheit. Zweimal habe ich seit der Diagnose mit meinem jüngeren Sohn telefoniert. Immer erkundigt er sich nach meinem Befinden. Immer antworte ich »Gut!«, obwohl das nicht stimmt.

Morgen kommen mein ältester Sohn und meine Schwiegertochter aus dem Urlaub zurück. Dann werde ich dieses Schweigen brechen müssen. Neben Angst und Verzweiflung belastet mich am meisten: Wie sage ich es meinen Kindern, meiner Familie, meinen Freunden, meinen Kollegen?

Werde ich die richtigen Worte finden? Es soll nicht der Eindruck entstehen, dass ich dem Tod geweiht wäre – selbst wenn ich mich so fühle. Ich möchte auch kein übertriebenes Mitleid. Am liebsten wäre mir, sie würden mich behandeln, als hätte ich einen Schnupfen, der rasch wieder weggeht. Doch das entspricht nicht der Realität, ist reines Wunschdenken.

Mein Mann und ich haben uns überlegt, ob wir es den Kindern von Angesicht zu Angesicht mitteilen. Aber dazu fehlt mir der Mut. Ich würde nur in Tränen ausbrechen, was bei ihnen sicher erst recht einmal für Ratlosigkeit sorgen würde. Also beschließen wir, uns die Aufgabe zu teilen. Mein Mann übernimmt die Familie, ich die Freunde.

Er macht das sehr gut und verbreitet Zuversicht. Und da er Arzt ist, wirkt diese Zuversicht beruhigend auf alle drei. Er gibt auch meiner Schwester telefonisch Bescheid, die bei dieser Nachricht anfängt zu weinen und erst einmal auflegt, um später zurückzurufen.

Wir bitten alle, das für sich zu behalten. Meine Mutter soll es erst erfahren, wenn ich operiert bin und wir mehr wissen. Sie hat den Tod meines Vaters gerade erst verarbeitet. Eine weitere Hiobsbotschaft könnte ihr den Boden unter den Füßen wegziehen.

Unseren Freunden schreibe ich eine E-Mail. Sachlich, ohne allzu viele Emotionen. Ich mache auch keinen Hehl daraus, dass es mir am liebsten wäre, wenn wir die Krankheit nicht zu dem alles bestimmenden Thema machen, sondern nur kurz darüber reden, sollten wir uns sehen.

Krebs ist immer noch ein Tabu. Das habe ich an ihren Reaktionen gemerkt. Und doch bin ich froh, es gebrochen und kein Geheimnis daraus gemacht zu haben. Auch wenn es schwer ist, offen darüber zu reden, hat es mich befreit. Ich habe so mein engeres Umfeld auf die Veränderungen eingestimmt, die mit mir vorgehen werden und mögliche Irritationen und Verunsicherung aus dem Weg geräumt. Ich nehme auch eine gewisse Erleichterung wahr, da meine Freunde und Bekannten nun wissen, wie sie mit mir umgehen sollen. Die Entscheidung liegt ab jetzt bei ihnen. Zu meiner Freude hat sich niemand zurückgezogen, alle haben zu mir gehalten. Keiner hat leere Phrasen gedroschen. Ich erhalte unerwartet viel Zuspruch und Trost, Hilfsangebote, Telefonanrufe und nette Karten, Blumensträuße, die mich zu Tränen rühren. Das gibt mir Kraft und Zuversicht. Diese Anteilnahme wird mich durch die Tage des Leids tragen, mich aufrichten, wenn die Schmerzen schlimm sein werden und die Hoffnung droht, mich zu verlassen.

Malen nach Zahlen

Der OP-Termin ist für morgen angesetzt. Heute wird der Schnittverlauf mit einem Filzmarker angezeichnet. Das ist eine unerwartet langwierige Prozedur. Ich fühle mich unwohl, halbnackt vor dem Arzt zu stehen, mit den Händen in den Hüften. »Da musst du jetzt durch«, schießt es mir durch den Kopf. Diese leere Phrase habe ich vor mehr als vier Monaten zu Nina gesagt. Nun gilt sie auch für mich. Und ich ahne, dass sie mich lange Zeit begleiten wird.

Immer wieder vergleicht der Arzt die rechte mit der linken Seite, zieht gerade und geschwungene Linien, markiert Hautfalten und macht kleine Kreuze. Dabei tritt er zwei, drei Schritte zurück und schaut sich das Ergebnis aus der Distanz an. Gefällt es ihm nicht, wischt er Linien mit einer alkoholischen Lösung wieder weg, malt neue. Zum Schluss markiert er die Geschwulst mit einem Dreieck. Dann nickt er zufrieden.

Er geht davon aus, die OP brusterhaltend durchführen zu können. Das klingt schon mal verheißungsvoll. Die Brustwarze wird wohl nicht entfernt werden müssen – außer intraoperativ ergibt sich eine andere Situation als die durch die Diagnostik bestehende. Mein Magen zieht sich allerdings zusammen, als er mir erklärt, dass wahrscheinlich ein Viertel des Drüsenkörpers entfernt werden muss. Ein Viertel ist ganz schön viel. Ich muss an eine Orange denken, aus der einige Schnitzen herausgeschnitten sind. Wie komme ich jetzt ausgerechnet auf dieses Bild? Wegen der »Brustcellulite«? Ist das ein situationsbedingter Übersprunggedanke, um damit besser klarzukommen? In meiner Vorstellung sehe ich nun doch einen Krater, der sich neben meinem Sternum auftut. Unwillkürlich beginne ich zu zittern. Nicht, weil mir kalt wäre, sondern weil ich emotional überfordert bin.

Mein Arzt scheint zu bemerken, dass mich diese Vorstellung schockt. Er will mich beruhigen, erläutert mir, dass er die Brust in ihrer ursprünglichen Form modellieren wird. Sie verliere natürlich an Volumen. Aber wenn alles abgeheilt und abgeschwollen sei, werde sie ästhetisch aussehen. Solle das nicht der Fall sein – was er sich absolut nicht vorstellen könne –, werde es im Nachgang kleine Korrekturen geben, bis das Ergebnis überzeuge. Na, da bin ich mal gespannt, ob das wirklich hinhaut, oder ob der Wunsch der Vater des Gedankens ist. Dann schiebt er noch nach, dass in einem solchen Fall auch die gesunde Seite optisch angepasst werden könne, solle ich dies wünschen. Ich weiß schon jetzt, dass ich das garantiert nicht machen lassen werde.

Die Assistentin ist freundlich und rücksichtsvoll und macht Vorher-Fotos aus frontaler und seitlicher Perspektive. Auch wenn das alles der Operationsvorbereitung dient und ich behutsam behandelt werde, fühle ich mich ausgeliefert. Wie eine Kreatur in einem Panoptikum zur Schau gestellt.

Endlich kann ich mich wieder anziehen. Jetzt steht mir noch die Markierung der Wächterlymphknoten für die morgige OP bevor. Der Operateur muss sie lokalisieren können, um sie komplett zu entfernen. Diese Kennzeichnung wird in der Praxis gemacht, in der ich schon zum Staging war.

Die Durchführung bringt mich erneut an die Grenzen meiner Scham. Mit entblößtem Oberkörper liege ich in einem Raum, der von einer gewissen Position aus von einem Innenhof einzusehen ist. Jalousien gibt es keine. Mitarbeiter der Praxis stehen in einer Gruppe vor dem Fenster und rauchen. Zwar sind sie desinteressiert an dem, was dahinter vorgeht. Doch die Vorstellung, hier wie auf einem Präsentierteller zu liegen, für jeden sichtbar, ist entwürdigend. Ich kreuze meine Arme über dem Thorax, um meine Nacktheit zu bedecken.

Als die Ärztin hereinkommt, weise ich sie auf die freie Sichtachse hin. Sie schiebt ein Ultraschallgerät zwischen mich und das Fenster. Viel geschützter fühle ich mich dadurch nicht. Ich habe keine Ahnung, was jetzt auf mich zukommt.

Während sie eine Spritze aufzieht, erklärt sie mir das Prozedere. An vier Stellen wird sie mit einer sehr feinen Nadel rund um die Brustwarze Kontrastmittel injizieren. Mein Magen krampft sich wieder zusammen, mein Puls beschleunigt sich, kalter Schweiß bildet sich unter den Achseln – wie so oft in letzter Zeit. Diese somatischen Anfälle werden anscheinend zum Dauerzustand. Dank meiner ausgeprägten Spritzenscheu würde ich am liebsten wegrennen, vor allem, weil mir das Zeug an so empfindlichen Stellen verabreicht wird. Aber ich versuche, mich zu beruhigen, rede mir ein, dass das für den Erfolg der OP absolut notwendig ist, und lasse es über mich ergehen. Wieder denke ich: »Da musst du eben durch ...«

Der erste Einstich ist schnell vorbei. Es war nicht annähernd so schlimm wie befürchtet. Wenn ich ehrlich bin, hat es auch kaum wehgetan. Da habe ich beim Blutabnehmen schon Schlimmeres erlebt, inklusive blauer Flecken. Die anderen drei spüre ich auch kaum. Jetzt soll ich eine halbe Stunde meine Brust massieren, damit sich das Mittel gleichmäßig verteilt. Keine angenehme Vorstellung, im Wartezimmer die eigene Brust zu kneten, während andere Leute um dich herumsitzen und sich fragen, was ich da mache. Doch ich kann in dem Raum bleiben und erspare mir wenigstens diese Demütigung. Ich ziehe mein T-Shirt an, lasse den BH aber aus.

Nach mehr als 30 Minuten folgt Phase zwei der Lymphknotenmarkierung. Sie trägt nicht gerade dazu bei, das Gefühl der Entwürdigung abzuschütteln. Ich liege wieder mit nacktem Oberkörper auf einem schmalen, kalten Tisch und friere. Ein unangemessen gut gelaunter Röntgenassistent versucht, meine Brust mit Klebeband zu fixieren. Das Band hält nicht auf meiner Haut, löst sich immer wieder ab, rollt sich zusammen.

Seine gute Laune bekommt einen kleinen Dämpfer, als das Band zum dritten Mal die Zusammenarbeit verweigert. »Was haben Sie denn für einen Pectoralis, dass das nicht hält? So etwas ist mir noch nicht passiert. Spannen Sie den Brustmuskel etwa an?«

Ganz bestimmt nicht. Höchstens unbewusst. Meine Gymnastikeinheiten scheinen wohl zu wirken. Aber Muskelspielchen sind in dieser Situation unangebracht. Ich will das so schnell wie möglich hinter mich bringen.

»Bleiben Sie mal locker!«, meint er.

Er hat gut reden. Er liegt ja auch nicht auf dem Tisch. Er steht davor, befindet sich also auf der richtigen Seite.

Mit der doppelten Menge an Klebeband schafft er es endlich. Er beginnt mit dem Scannen der Lymphknoten: Enthusiastisch weist er mich gleich auf zwei hin, die er schnell gefunden hat. »Hier, schauen Sie mal!«

Ich will nicht hinschauen. Was, wenn sie monströs und unregelmäßig sind? Vielleicht erkennt man sie ja nur, weil sie bereits auf den Tumor reagieren oder befallen sind.

»Man sieht sie klar und deutlich.«

»Wie schön!«, entgegne ich leicht genervt.

Ihm entgeht mein sarkastischer Unterton. Er greift zu einem grünen Filzstift und malt konzentriert etwas auf die Haut. Dann wechselt er den Stift. Für jeden Lymphknoten eine eigene Markierung. Dieser ist rot. Bedeutet das Gefahr? Irgendwie muss ich jetzt an »Malen nach Zahlen« denken.

Endlich ist er ist fertig, löst das Klebeband. »Machen Sie sich mal keine unnötigen Gedanken. Ob die Lymphknoten befallen sind oder nicht, zeigt erst der pathologische Befund«, versucht er, mich aufzumuntern.

Gelungen ist ihm das nicht wirklich. Doch irgendwie gleitet es an mir ab. Ich muss mich eh fügen. Das Kontingent meiner schlechten Gefühle beginnt sich allmählich zu erschöpfen und in Abstumpfung zu wandeln.

Abends stehe ich vor dem Badezimmerspiegel. Die Haut meiner linken Brust sieht aus wie ein Schnittmusterbogen. Schwarze gerade oder gebogene Linien verlaufen vom Brustbein Richtung Achsel. An manchen Stellen kreuzen sie sich. Grüne und rote Sterne markieren die Wächterlymphknoten. Über dem Tumor ist ein schwarz-schraffiertes Dreieck. Es wirkt bedrohlich. Ein letztes Mal spanne ich vor der OP meinen Muskel an. Die »Orangenhaut« unter dem Dreieck zieht sich schrumpelig zusammen. Wenn alles gut geht, bin ich das Ding morgen los. Einerseits spüre ich eine gewisse Erleichterung, dass der Tumor endlich entfernt wird. Andererseits habe ich auch etwas Angst, vor allem vor der Narkose. Aber was soll's?

Ich muss da eben durch …

Ein gutes Omen?

Am Morgen der Operation bringt mich mein Mann um sieben Uhr in die Klinik. Er will mit mir warten, bis ich aufgerufen werde. So sehr ich diese Geste schätze, so sehr bedrückt mich seine Anwesenheit. Wir sitzen schweigend nebeneinander. Was gäbe es jetzt auch zu sagen? Wir haben alles zigmal durchgesprochen und es kommt, wie es kommt. Daran ändern Worte nichts.

Ich kann dieses gemeinsame Schweigen kaum ertragen. Das mache ich lieber allein mit mir aus. Immer wieder schaue ich auf die Uhr. Die Zeit steht. Schließlich bitte ich ihn, zu gehen. Zum Abschied nimmt er mich in den Arm, hält mich fest.

»Es wird gut!«, gibt er mir mit auf dem Weg. »Wir sehen uns nachher.«

Ich setze auf dieses »nachher«. Dann habe ich nicht nur die OP überlebt, sondern bin auch den Tumor los. Hoffentlich komplett, so dass nicht noch einmal nachoperiert werden muss.

Eine freundliche medizinische Fachkraft kommt wenig später und führt mich zu meinem Zimmer, damit ich meine Sachen ablegen und mich umziehen kann. Mir wird die Nadel für die Narkose gelegt und ich werde in den OP geführt. Der Blick aus dem Fenster ist überraschend schön. Hier vom sechsten Stock hat man einen super Blick auf die Weinberge, die sich den Hügel hinaufziehen. Die Sonne lässt die Blätter der Weinstöcke in Herbstfarben aufleuchten. Ein gutes Omen?

Dann geht alles recht schnell. Wenige Minuten später bin ich in Narkose, zweieinhalb Stunden später liege ich im Aufwachbereich. Mir geht es gut. Mund und Hals sind etwas trocken, aber mir ist weder übel noch zittere ich vor Kälte oder habe Kopfschmerzen. Um meinen Brustkorb spüre ich einen festen Verband, der aber nicht zu sehr drückt. Sobald ich wieder ganz bei mir bin, werde ich in mein Zimmer begleitet und lege mich ins Bett. Bevor ich wegdämmere, hebe ich die Decke, lüpfe das OP-Hemd und begutachte meinen Brustkorb. Ein weißer Verband in Form eines Bandeaus deckt alles ab. Beide Seiten sind ungefähr gleich erhoben.

Irgendwann weckt mich der Arzt. »Alles ist gut verlaufen. Wir konnten brusterhaltend operieren, auch wenn wir doch recht viel Gewebe entfernen mussten.«

Erleichterung überflutet mich. Brust noch da, keine Komplikationen, keine unliebsamen Überraschungen.

»Wie sieht es mit den Lymphknoten aus?«, frage ich zögerlich.

»Wir haben nur die beiden Wächterlymphknoten entfernt. Mehr kann ich erst sagen, wenn der pathologische Befund da ist. Ruhen Sie sich aus. Ich schaue heute Abend noch mal bei Ihnen vorbei.«

Für den Moment reicht mir das. Ich prüfe noch einmal den Verband. Nirgends ein Tropfen Blut. An der Seite spüre ich jetzt den Schlauch der Drainage, die ständig Blut aus der Wunde abtransportiert. Überhaupt fühlt sich der gesamte Bereich geschwollen an. Lege ich mich auf die Seite, schmerzt es mehr. Also bleibe ich auf dem Rücken liegen. Wenn ich das Kopfteil zu flach stelle, zieht es ebenfalls. Ich richte es etwas auf. Diese Position hindert mich außerdem daran, dass ich mich im Schlaf ungewollt umdrehe.

Obwohl das Bandeau etwas drückt, fühle ich mich leichter. Mein Körper scheint aufzuatmen. Er wirkt befreit, gerade so, als hätte er gegen einen Gegner angekämpft, gegen den allein er nicht hätte siegen können, und der nun bezwungen ist.

Die Wirkung der Sedativa, die ich noch im OP bekommen habe, beginnt nachzulassen. Die Schmerzen werden stärker. Ich nehme eine der Tabletten, die auf dem Nachttisch liegen. In der Gewissheit, dass alles optimal verlaufen ist, schließe ich die Augen. Jetzt endlich kommt der Schlaf, der sich seit der Diagnose rar gemacht hat. Ich gleite hinüber in eine Traumwelt, die mir auf unwirkliche Art absolut real erscheint. Mein Vater sitzt an meinem Bett, hält meine Hand, nennt den Kosenamen, den nur er für mich hat. Ich weiß, dass das unmöglich ist. Er ist seit mehr als zwei Jahren tot. Trotzdem spüre ich seine Präsenz, die sich rational nicht erklären lässt. Alles wirkt so echt. Ich bin wieder ein Kind, das getröstet wird, damit es Kummer und Schmerz vergisst. Mein Vater hat immer gern und voller Inbrunst gesungen, meist alte Volkslieder wie »Am Brunnen vor dem Tore«, »Hoch auf dem gelben Wagen« oder »Im Frühtau zu Berge«. Mir haben die Lieder nie gefallen, ich fand sie altbacken. Manchmal sang er auch das »Heile Gänsje«, so wie jetzt. Das spendet Trost. Ich will diese Erinnerung an eine gesunde Kindheit, die damit verbundene Geborgenheit festhalten, meinen Vater nicht wieder loslassen.

»Es wird wirklich wieder gut«, höre ich ihn sagen, während er meine Hand tätschelt, so wie er das immer getan hat, wenn er seine Zuneigung ausdrücken wollte. Zu größerer Gefühlsregung war er nicht fähig.

Die Zimmertür geht auf. Er verblasst und sein Platz ist wieder leer. Ich fühle mich verlassen, wünschte, er bliebe. Die medizinische Fachkraft kommt ins Zimmer, prüft Blutdruck, Puls und den Füllstand der Redonflasche.

Abends besuchen mich mein Mann und meine Söhne. Meine Tochter hat angerufen und gefragt, ob sie morgen kommen soll. Sie wohnt 280 Kilometer entfernt. Für einen Besuch am Krankenbett eine weite Strecke. Ich habe mehr von ihr, wenn ich wieder zuhause bin.

Beim Einschlafen denke ich wieder an meinen Vater und an meine Familie, die für mich da ist. Das muntert mich auf und sorgt sogar für ein klein wenig Optimismus. Dieser erste Schritt ist geschafft. Noch habe ich keine Ahnung, wie viele folgen werden. Wie lang die Strecke sein wird, bis die Behandlung abgeschlossen ist. Wie viel mir und meiner Familie abverlangt werden wird. Doch das sind die Sorgen von morgen.

Warten

Am ersten Tag nach der OP wird mir ein Kompressions-BH angepasst. Er soll die operierte Brust stützen, sie in Form bringen, darf aber nicht zu eng sitzen, um Durchblutungsstörungen zu vermeiden, die womöglich zum Absterben des Gewebes führen könnten. Das stelle ich mir lieber nicht vor. Zusätzlich hat er den Effekt, den Bewegungsschmerz etwas zu dämpfen. Ich muss ihn sechs Wochen lang 24 Stunden am Tag tragen. Eine nette Dame eines Sanitätshauses besucht mich und bringt gleich einen ganzen Koffer zur Auswahl mit. Sie fragt nach meiner Größe. Als ich sie ihr nenne, schüttelt sie den Kopf.

»Ich denke, Sie haben einen anderen Unterbrustumfang«, erwidert sie und nimmt Maß. »Ja, Sie haben fünf Zentimeter mehr. Die Körbchengröße stimmt!«, bestätigt sie mir.

Dann holt sie eine Schachtel mit einem weißen und einem schwarzen BH aus ihrem Koffer und ich probiere einen an. Das ist leichter gesagt als getan. Er ist zwar vorne zu schließen, was das Anziehen erleichtert. Doch ich habe Schwierigkeiten mit dem linken Arm hineinzuschlüpfen. Sie hilft mir dabei und prüft den Sitz.

»Er passt perfekt und stützt besser als das Bandeau, was auch den Bewegungsschmerz lindern dürfte«, sagte sie.

Ich kaufe beide und sie packt zusammen.

»Die Rechnung kommt per Post«, meint sie noch und verabschiedet sich.

Am dritten Tag werde ich entlassen. Wundschmerzen habe ich kaum, dafür tun selbst leichte Bewegungen des linken Arms weh. Das Vornüberbeugen ist am schlimmsten. Auch das Ankleiden bereitet Probleme. Alles geht mir langsamer von der Hand. Ich benötige fast die doppelte Zeit. Gut, dass ich eine Bluse eingepackt habe. Die muss ich nicht über den Kopf ziehen, sondern kann sie knöpfen. Trotzdem habe ich einen Schweißausbruch, bis ich fertig bin.

Zusätzlich zum Entlassungsbrief erhalte ich eine schriftliche Anleitung, die mir erklärt, was ich tun kann, um eine möglichst unauffällige Narbe zu erhalten. Schon beim Lesen wird klar, dass ich aktiv werden muss, um ein optisch ansprechendes Ergebnis zu erzielen.

Zugkräfte auf die Narbe müssen unbedingt vermieden werden. Über sechs bis zwölf Wochen soll diese zudem mit hautfreundlichem Papierpflaster abgeklebt werden, das nach der täglichen Dusche (nur mit klarem Wasser) zu wechseln ist. Da ich an einer Pflasterallergie leide, scheidet das für mich aus. Ich kann nur Kompressen auflegen, die vom BH gehalten werden.

Nach drei bis vier Wochen ist es ratsam, die Narbe zwei- bis dreimal täglich mit kräftigem Druck zu massieren. In dieser Phase wachsen Gefäße in das Gewebe ein und eine Druckmassage ist dann besonders effektiv. Mir wird leicht schwummrig. Im Augenblick kann ich mir nicht vorstellen, die Brust überhaupt anzufassen. Und da soll ich die Narben auch noch druckmassieren? Das überfordert mich.

Außerdem soll ich UV-Licht meiden, denn dadurch bekommen frische Narben möglicherweise eine dunkle Pigmentierung. Sie müssen immer abgedeckt bleiben und das kann sich bis zu einem Jahr hinziehen. Das ist nun kein großes Problem. Da meine Brust im Moment noch ein bisschen monstermäßig aussieht, käme ich sowieso nicht auf die Idee, mich oben ohne zu präsentieren. Allerdings steht diese Vorgabe im krassen Gegensatz zur Bestrahlung, die im günstigsten Fall in sechs Wochen startet und täglich mehrere Minuten dauert.

Zum Schluss folgt noch ein Absatz über Problem-Narben, den ich nicht lese. Solange alles normal verheilt – und davon gehe ich einfach aus –, werde ich diese Ratschläge außer Acht lassen.

Der Weg zum Auto und nach Hause fordert mehr Kraft, als angenommen. Erschöpft lasse ich mich endlich in meinen Stressless-Sessel sinken und bin dankbar für die bequeme Sitzgelegenheit.

Die kommenden Tage sind zäh wie Kleister, scheinen überhaupt nicht vorbeizugehen. Es dauert eine gefühlte Ewigkeit, bis der pathologische Befund vorliegt und sich entscheidet, welche Behandlung folgt. Die ganze Zeit über denken mein Mann und ich daran. Wir sind uns einig, uns nicht dem Krebs unterzuordnen und versuchen, weitgehend Normalität walten zu lassen. Manchmal gelingt es, oft aber auch nicht. Bis das endgültige Ergebnis da ist, herrscht eine Anspannung bis hin zur Angst. Sie drängt sich immer wieder in unser Bewusstsein und wird entgegen unserem Willen zum alles bestimmenden Faktor. Wir reden kaum darüber. Begehren still dagegen auf. Doch sie ist ungeheuer präsent. Was, wenn Lymphknoten befallen sind? Der Tumor äußerst aggressiv ist? Oder nicht komplett entfernt wurde, so dass ich nachoperiert werden muss?

Eigentlich könnte ich diese Wartezeit nutzen, um Kraft zu tanken. Doch das funktioniert nicht. Ich kann kaum etwas mit meiner freien Zeit anfangen. Die Ungewissheit lastet schwer auf mir. Um nicht nur vor mich hin zu gammeln, versuche ich meinem Tag durch Routinearbeiten Struktur zu geben. Sport fällt wegen der Narbenschmerzen momentan flach. Ebenso Fahrradfahren. Die Erschütterungen durch unebenen Straßenbelag schmerzen und behindern die Heilung. Dafür gehe ich jeden Tag zwischen einer halben und einer dreiviertel Stunde spazieren.

Im Hinblick auf den Umzug beginne ich mein Arbeitszimmer auszumisten. Alte Rechnungen landen im Schredder. Die Schnipsel füllen die Papiertonne, dafür leeren sich meine Aktenordner. Irgendwann fallen mir alte Fotos in die Hände. Der Blick in die Vergangenheit ist schwer zu ertragen. Unsere Familie wirkt glücklich und unbeschwert. Damit ist es jetzt vorbei. Mein Handeln und Denken wird fremdbestimmt durch das Monster Krebs. Ich will nicht daran ersticken, ihm nicht zu viel Platz einräumen. Doch so, wie er vor der OP zunehmend Raum in meinem Körper forderte, verlangt er ihn nun in unserem Leben. Immer wieder versuche ich mich selbst zu beruhigen. Wiederhole mir ständig, dass die heutigen, individuell angepassten Therapiemethoden viele Leben retten. Viele – aber eben nicht alle.

Von Natur aus neige ich zu einem gewissen Pessimismus. Zwar bin ich nicht gerade der Endzeit-Typ, aber es fällt mir schwer, Dingen mehr positive als negative Seiten abzugewinnen. Je mehr Zeit verstreicht, umso alltagsbestimmender wird das ausstehende Ergebnis des pathologischen Befundes. Von ihm hängt meine Zukunft ab. Immer wieder wälze ich dieselben Gedanken, ob ich will oder nicht. Ist die Prognose gut? Welche Therapie schließt sich an? Reicht eine Bestrahlung oder brauche ich doch eine Chemo? Gerade für letztere wäge ich das Pro und Contra ab. Zu meinem Erstaunen bin ich entgegen meinem Naturell vorsichtig optimistisch. Ich klammere mich an die Vorstellung, dass mit der OP und anschließender Bestrahlung alles erledigt sein wird.

Kaffee und Pastete

Zehn Tage später ruft die Praxis an. Endlich sind die Ergebnisse da. Außerdem werden mir die Fäden gezogen. Ich habe weiche Knie, als wir zur Besprechung fahren. Mein Mann war die letzten Tage schweigsamer als sonst. Ein Zeichen, dass es in ihm arbeitet. An seinen Gedanken hat er mich nicht teilhaben lassen. Das war vielleicht auch gut so. Er ist mit der Diagnose Krebs von Berufs wegen nur allzu vertraut. Kennt seine Schattierungen und Bösartigkeit, die Auswirkungen auf die Betroffenen und deren Umfeld.

Er fährt sehr vorsichtig, denn jede scharfe Kurve, jedes Schlagloch schmerzt in der Brust. Manchmal so sehr, dass ich am liebsten schreien möchte. Auf dem Weg nach Mainz gibt es verdammt viele Schlaglöcher. Das ist mir bisher nie aufgefallen.

Im Wartezimmer setzt sich unser Schweigen fort. Wir starren auf die Wände. Ich lese zum x-ten Mal die Auszeichnung, die meinen Arzt als einen der besten Brustoperateure Deutschlands lobt. Und er hat sie auch zu Recht bekommen, denn das Ergebnis ist wirklich gut. Als wir ihm gegenübersitzen, greift mein Mann nach meiner Hand, zieht sie zu sich herüber und drückt sie leicht. Seine Finger sind kalt. Er scheint deutlich angespannter als ich. Der Arzt redet nicht lange um den heißen Brei, sondern kommt direkt zur Sache. Da ihm ein Kollege gegenübersitzt, wirft er mit medizinischen Begriffen und Zahlen um sich, die mir nichts sagen, wohl aber meinem Mann. Er drückt meine Hand fester. Ist das ein gutes oder ein schlechtes Zeichen?

Der Arzt dreht den Monitor des PCs so, dass wir den Befund mitlesen können. Ich weiß nicht, was sich hinter den Kürzeln wie pT, pN, M, V, R, G verbirgt, zu denen sich auch noch Zahlen wie »0«, »1« und »2« gesellen. Mein Mann dagegen sehr wohl. Seine Miene entspannt sich, der Druck seiner Hand lässt nach, er nimmt mich in den Arm und lächelt. »Gott sei Dank«, sagt er.

Seine Erleichterung überträgt sich auf mich, während er mir den Befund übersetzt. »Der Tumor war zwar nicht gerade klein, deshalb steht da eine »2« dahinter. Aber er ist im Gesunden operiert und du hast keine positiven Lymphknoten. Alle anderen Parameter sind prognostisch günstig – bis auf den Differenzierungsgrad. Der ist mäßig.«

Das eiserne Band, das die letzten Tage mein Herz erdrückte, fällt ab. Ich muss nicht noch mal unters Messer. Mir wird plötzlich bewusst, dass ich großes Glück habe. Die negativen Lymphknoten zeigen, dass der Krebs bislang nur lokal wütete und noch keine »Sturmtruppen« ausgesandt hat, um entfernte Areale meines Köpers in Form von Metastasen zu erobern.

Mein Mann wischt sich verstohlen über seine Augenwinkel, die feinen Tränen habe ich dennoch registriert. Auch mein Arzt ist erleichtert und wir besprechen in aller Ruhe das weitere Vorgehen. Die Proliferationsrate, also die Schnelligkeit des Wachstums der entarteten Zellen, liegt allerdings im mittleren Bereich. Das ist nicht ganz schlecht, aber eben auch nicht ganz gut. Nun kommt es auf die Empfehlung des Tumorboards der Uniklinik an. Wann mein Fall dort vorgestellt wird, hängt wiederum von weiteren histologischen Untersuchungen ab. Und bis die Ergebnisse vorliegen, kann es dauern. Das bedeutet für mich, wieder in der Warteschleife zu hängen, hin- und hergerissen zwischen Hoffen und Bangen.

»Es gibt für Sie auch die Möglichkeit, einen Test zu machen, der herausfindet, ob Sie einen Tumor mit hohem oder einem niedrigen Risiko haben, also einen Low risk- oder High risk-Tumor«, erläutert mir der Arzt. »Danach richtet sich die weitere Therapie. Er ist sehr teuer, über 1800 Euro, und es kann sein, dass Ihre Kasse das nicht übernimmt. Der Test wurde entwickelt, um Frauen mit einem Low risk-Tumor eine Chemotherapie zu ersparen. Ihre Prognose ist günstig. Medizinisch wäre es zu vertreten, wenn Sie nur Bestrahlung bekämen. Es liegt jetzt bei Ihnen, ob Sie wissen wollen, welches Risiko Sie haben. Sie können sich selbstverständlich dagegen entscheiden. Die Tumorboardkommission gibt auch eine diesbezügliche Empfehlung ab. Machen Sie diesen Genexpressionstest aber, sollten Sie auch das Ergebnis akzeptieren. Wenn es bei Ihnen ein Hochrisiko-Tumor ist, folgt eine Chemotherapie als logische Konsequenz. Das Pro oder Contra wird für Sie keine leichte Entscheidung. Sie kennen sich selbst am besten und wissen, ob Sie auf Dauer damit klarkommen, nicht zu erfahren, wie hoch Ihr Risiko ist. Das sollten Sie bedenken. Ich persönlich rate Ihnen zu dem Test. Aber wie gesagt, das müssen Sie mit sich alleine ausmachen. Dafür haben Sie ausreichend Zeit. Aber warten Sie bitte nicht zu lange. Es gibt ein Zeitfenster, in dem die Bestrahlung beginnen sollte.«

Wir verabschieden uns mit einer gewissen Erleichterung. Mir wird noch eine Broschüre mit näheren Infos über den Test ausgehändigt, die ich zuhause durchlesen soll. Der Druck lässt etwas nach. Seit Tagen habe ich endlich einmal wieder Appetit und möchte eine Kleinigkeit essen. Draußen stürmt und regnet es und ich habe keine Lust ins Freie zu gehen. Im Gebäude befindet sich eine Bäckerei, die auch kleine Speisen anbietet. Sie ist zwar nicht sonderlich anheimelnd, macht aber einen sauberen und freundlichen Eindruck. Wir genehmigen uns einen Kaffee und eine Pastete. Beides schmeckt mir besser, als es das wahrscheinlich unter »normalen« Umständen getan hätte. Viel reden wir nicht. Wir sind erleichtert, aber dennoch erschöpft. Unsere Grundstimmung ist leicht gestiegen. Für den Augenblick sehen wir positiv in die Zukunft. Doch dieser Augenblick kann sich jederzeit ändern.

Elf Prozent

Wir beide haben die Broschüre über den Test gemeinsam gelesen. Sie erklärt ausführlich, welche Faktoren bei der Ermittlung des Ergebnisses einfließen. Etliche Frauen unterschiedlichen Alters kommen zu Wort. Bei den meisten hat der Test ergeben, dass sie keine Chemo brauchen. Ich wünschte, ich gehörte auch zu der Gruppe. Aber irgendeine Stimme sagt mir, dass das ein Wunschtraum ist.

Mein Mann hat sich intensiver mit dem Endopredict-Test befasst, der im Internet abrufbar ist. Nach Eingabe aller möglichen Daten, berechnet er den Cut off-Wert und EPclin-Score. Je nachdem, wie hoch sie ausfallen, wird dann eine Chemo fällig oder nicht. Laut seinen Berechnungen sieht es gut für mich aus. Der Test wird aber auch am eingesandten Tumorgewebe durchgeführt und darauf haben wir keinen Zugriff.

Heute ist nun der alles entscheidende Termin. Wieder einmal konnte ich nicht schlafen, verzichtete aber auf die Schlaftablette. Ich will den kleinen Helfer nicht zur Gewohnheit werden lassen. Als ich aufstehe, habe ich das Gefühl, auf Watte zu wandeln. Die Geräusche klingen gedämpft und in mir ist alles leer. Mein Mann ist in die Klinik gefahren, wird mich aber rechtzeitig im Brustzentrum treffen. Die Ärzte haben sich bisher verhalten optimistisch gezeigt, dass ich um eine Chemo herumkommen könnte. Auch mein Mann glaubt das.

Doch ich traue dem Frieden nicht. Hätte ich mich auf das Bauchgefühl der anderen und meinem Wunsch, ohne Chemo davon zu kommen, verlassen, hätte ich mich von vornherein gegen den Test entscheiden müssen. Das habe ich nicht getan. Ich will es genau wissen.

Für den worst case hat mein Mann zusätzlich die Statistik bemüht. Laut Endopredict-Test liegt meine Chance für ein metastasenfreies Überleben für zehn Jahre bei 75%. Ohne Chemo sind es 64%. Der Chemo-Benefit liegt also bei 11%.

Das ist doch eine Ansage. Wenn du 11% Nachlass beim Einkaufen bekommst, ist das gut. Aber wiegen in meinem Fall die 11% wirklich die möglichen negativen Auswirkungen und potenziellen Schäden einer Chemo auf? 64 % Überlebenschance ist auch nicht schlecht. Aber 75 % sind eben deutlich besser. Da ich mich für den Test entschieden habe, muss ich im schlimmsten Fall die Therapie konsequent durchzuziehen. Aber der Mensch ist wankelmütig, bequem, legt sich die Wahrheit manchmal gerne zurecht, wie er sie braucht. Und er ist hin und wieder feige. Wie hat Joachim Fuchsberger einmal geschrieben: »Altwerden ist nichts für Feiglinge!« Krebs auch nicht.

Obwohl die Chemo wie ein Damoklesschwert über mir schwebt, widerstehe ich nach wie vor der Versuchung, »Dr.« Google zu konsultieren. Die Bilder dort schockieren, und die Kommentare tragen nicht zur Aufmunterung bei. Ich will mir nicht schon im Vorfeld einen Kopf machen, sondern erst, wenn es soweit ist.

Bis zum Termin habe ich noch Zeit. Ich koche mir einen starken Kaffee, mache mir ein Käsebrot. Der Kaffee schmeckt schal. Vom Brot schaffe ich nur zwei Bissen. Dann rebelliert mein Magen. Ich lenke mich mit Zeitunglesen und Hausarbeit ab. Doch mein Kopf spielt nicht mit. Mehr als eine Stunde vor der Zeit bin ich in Mainz. Das Wetter ist okay und ich spaziere am Rheinufer entlang. Auch heute stellt sich eine gewisse Beruhigung ein, während ich den Lastkähnen und Joggern zuschaue und Mütter beobachte, die Kinderwagen schieben. Bei ihrem Anblick spüre ich eine gewisse Erleichterung. Es hätte mich auch 25, 30 Jahre früher treffen können. Dann hätte ich neben der Angst um mich auch die drückende Sorge gehabt, ob ich meine Kinder überhaupt aufwachsen sehe. Jetzt habe ich die Gewissheit, dass sie alle drei auch ohne mich zurechtkämen.

Schließlich wird es Zeit, die Wahrheit zu erfahren. Ich melde mich in der onkologischen Praxis des Brustzentrums an und nehme im Wartezimmer Platz. Mein Mann ist noch nicht da. Der Wartebereich ist zu dem Raum hin offen, in dem Chemopatientinnen ihre Therapie erhalten. Von den sechs Sesseln sind vier besetzt. Ich persönlich zöge mehr Privatsphäre vor – sowohl für die zu Behandelnden als auch für die Wartenden. Aber da die Assistentinnen beide Gruppen betreuen und sie schnell vor Ort sein müssen, sollte es Probleme geben, wären Türen nur hinderlich.

Der Anblick der Frauen, die geduldig ausharren, bis der ganze Chemococktail in ihre Körper gelaufen ist, ruft Beklemmung bei mir hervor. Zwei tragen Perücke, eine ein Tuch, die vierte präsentiert ihren kahlen Schädel, als wäre es das Natürlichste auf der Welt. Ich bewundere ihre Courage und bete insgeheim, davon verschont zu bleiben. Zwei von ihnen unterhalten sich, eine von ihnen macht eine witzige Bemerkung und bringt so die anderen Frauen zum Lachen. Irgendwie erscheint mir Gelächter unter diesen Umständen fehl am Platz. Dafür ist die Situation eigentlich zu ernst. Oder ist es sogar notwendig? Zeigt ihr Lachen, dass die Chemo zwar ein unangenehmer Teil ihres Lebens ist, aber eben nicht der alles bestimmende?

Wir werden in das Arztzimmer gerufen. Vor dem Arzt liegt ein Fax. Die Schicksalsnachricht. Mein Herz klopft bis zum Hals, meine Knie fangen an zu zittern. Mein Mann drückt meine Hand – wie so oft in letzter Zeit.

Der Arzt redet nicht lange um den heißen Brei. »Es tut mir sehr leid, aber Sie haben einen High risk-Tumor.«

Meinem Mann entfährt ein erschrockenes »Nein!«

Ich erstarre, spüre Tränen auf meinen Wangen. Mein Mann nimmt mich in den Arm, ich lehne den Kopf an seine Schulter. Für zwei, drei Minuten lasse ich meinen Gefühlen freien Lauf. Dann kann ich mich fangen. Schnäuze meine Nase, dränge die Tränen zurück. Tief in meinem Innern habe ich das längst geahnt. Nur gesagt habe ich nichts. Immer wieder habe ich in der letzten Zeit daran gedacht, welche Reaktionen der Krebs in meinem Körper und meiner Psyche auslöst. Ich will das nie wieder durchmachen müssen. Deshalb steht mein Entschluss schon länger fest. Ich will gesund werden und nehme dafür auch in Kauf, dass mein Körper über Monate systematisch »vergiftet« wird.

»Wie geht es weiter?«, frage ich.

Der Arzt scheint erleichtert, dass ihm ein größerer Gefühlsausbruch erspart bleibt. Sachlich, aber doch mit spürbarer Empathie setzt er mir auseinander, was jetzt noch alles auf mich zukommt. Er rät mir zu einem Port, der in eine Vene unterhalb des Schlüsselbeins implantiert werden wird, und als permanenter Zugang für die Infusionen während der Behandlung dient. Dann muss nicht jedes Mal eine neue Kanüle gelegt werden und man hat die Garantie, dass die Chemo auch nicht »para« – also ins Gewebe – statt in das Blutgefäß läuft.

Dann holt er die »Dokumentierte Patientenaufklärung« mit den Verhaltensweisen zur zytostatischen Chemotherapie aus einer Schublade und geht sie Zeile für Zeile mit mir durch. Anfangs höre ich noch zu. Er beginnt von Infektionsanfälligkeit (jede Infektion kann tödlich verlaufen!), Nervenschädigungen, Erschöpfungssyndrom (Fatigue), Haut-, Gewebe- und Nervenschädigungen sowie allergischen Reaktionen zu reden. Weitere Entsetzlichkeiten folgen. Ich beginne mich innerlich abzuschotten, folge den Ausführungen nur oberflächlich, versuche aber den Eindruck des intensiven Zuhörens aufrecht zu erhalten. Was mir anscheinend auch gelingt. Als er über die zu erwartenden Erfolgsaussichten spricht, nicke ich stumm.

»Haben Sie verstanden, was ich Ihnen gerade erklärte?«, vergewissert er sich.

»Ja!«

»Sie müssen das nicht jetzt unterschreiben und können dafür auch morgen oder übermorgen wieder kommen. Vielleicht wollen Sie lieber in aller Ruhe noch einmal darüber nachdenken. Sie haben auch die Möglichkeit, die Chemotherapie abzulehnen. Das ist allein Ihre Entscheidung.«

Ich zögere kurz, rufe mir den Benefit von 11 % ins Gedächtnis, lasse meine Gedanken zu meiner Familie und meinem Mann schweifen. Er hat im Vorfeld immer wieder betont, dass er jede meiner Entscheidungen akzeptiert und mitträgt, solange ich plausible Gründe habe. Plausible Gründe sind nichts im Vergleich mit Emotionen. Natürlich schreit mein Körper: »Nein, tu mir das nicht an!«. Mein Kopf argumentiert nüchtern: »Du weißt, was für dich das Richtige ist!«

Und mein Kopf hat Recht. Er kennt mich eben. Sollte ich die Chemo nicht machen, würde ich mich immer fragen, ob das klug gewesen wäre. Und käme der Krebs zurück, wären die Vorwürfe über die verpasste Chance zu gesunden, groß. Kommt er trotzdem wieder, dann ist es eben Schicksal.

Ich gebe mir einen Ruck. »Ich mache das und werde das auch jetzt unterschreiben.«

In den nächsten fünfzehn Minuten erfahre ich, zu welcher Chemokombination mir die Tumorboardkommission der Uniklinik rät. Am meisten schreckt mich, dass sie ein halbes Jahr dauern wird und 16 Zyklen umfasst. Die ersten vier in dreiwöchigem Abstand, dann folgen zwölf in einwöchigem. Vorausgesetzt, mein Körper spielt mit.

Dieser Zeitraum erscheint mir unendlich lang. Außerdem heiratet meine Tochter Anfang Dezember, Weihnachten kommt die Familie zusammen. Diese beiden Termine, will ich unbedingt miterleben und dabei einigermaßen fit sein. Wir einigen uns auf den Start der Chemo am 30. November. Dann habe ich ausreichend Zeit, mich bis zur Hochzeit zu erholen. Am 19. Dezember folgt die zweite Chemo. Da bleiben mir immerhin fünf Tage bis Heiligabend. Jetzt muss es nur noch rechtzeitig mit der Portimplantation klappen, damit der Start nicht gefährdet ist.

Nach einer dreiviertel Stunde bin ich wieder im Wartezimmer. Die Assistentin macht die Port-OP fest. Dafür muss ich einmal wieder zu einem OP- und Narkoseaufklärungsgespräch. In gut einer Woche liege ich erneut unter dem Messer.

Vorboten

In den Tagen vor dem Chemobeginn kocht die Erinnerung an das letzte Jahr immer wieder hoch. Der Krebs hat sich angeschlichen. Er kam auf leisen Sohlen, hat mich genarrt, in die Irre geführt und so geschickt von sich abgelenkt. Bei anderen Frauen aus meinem Umfeld sind mir deren psychische Veränderungen aufgefallen, noch bevor die Diagnose feststand. Sie bekamen plötzlich Agoraphobie, Panikattacken, Depressionen, allgemeine Abgeschlagenheit, begaben sich in selbstgewählte Isolation.

Mir gegenüber war ich blind gewesen. Ich übersah meine Vorboten der heraufziehenden Katastrophe. Den wandernden Gelenkschmerzen auf meiner linken Körperseite in Schulter, Hüfte und Knie, die mich über zwei Jahre quälten, maß ich keine Bedeutung bei, schob sie auf das Alter. Die Antriebslosigkeit war eben vorhanden. Die auftretende Müdigkeit, kaum, dass ich aufgestanden war, sah ich schlicht als Erschöpfung, die sich durch Urlaub kurieren lässt. Was aber nicht der Fall war.

Für das Gefühl, mit dem Leben nicht mehr fertig zu werden und vor einem Berg ungelöster Aufgaben zu stehen, fand ich jedoch keine Erklärung. Auch dass ich mich immer mehr zurückgezogen, kaum noch etwas unternommen habe, hätte mir zu denken geben sollen. Spätestens da hätte es »Klick« machen müssen.

Seit der Diagnosestellung lässt mich der Gedanke nicht los, dass der Krebs mich und meinen Körper in seinem Sinne manipuliert hat, damit er heimlich wachsen und mich auf lange Sicht zerstören kann. Das klingt martialisch, aber so empfinde ich es. Womöglich hat er meine Hormonausschüttung verändert und in meinen Stoffwechsel eingegriffen, was sich auf meine Stimmung auswirkte. Vielleicht hat er Einfluss auf mein Körper- und Schmerzempfinden genommen, weshalb ich immer wieder Ärzte konsultierte, ohne eine zufriedenstellende Diagnose zu erhalten. Im Rückblick erscheint er mir als eigenständig handelnde Kraft – auch wenn das wahrscheinlich Blödsinn ist. Doch jetzt ist dieser Feind entlarvt und ich sage ihm den Kampf an.

Hochzeitstag

Heute ist unser 35. Hochzeitstag. Wir haben dieses Datum nie besonders gehypt. Eine Ehe besteht aus mehr als einem bestimmten Tag. Doch dieses Mal ist es ein besonderer Termin, auf den weniger angenehme folgen werden. Morgen früh muss ich zum Kardiologen, um den Status quo meines Herzens feststellen zu lassen, und abends wird mir der Port implantiert. Vor allem an die OP meiner persönlichen Andockstation für die Chemoinfusionen will ich nicht denken. Doch das ist nicht so einfach. Wieder Narkose, wieder eine Narbe, wieder Schmerzen und eine gehörige Portion Muffensausen.

Wie überstehen wir den Abend, ohne an die Monstrosität des Krebses denken zu müssen? Ich fürchte, er lauert hinter jedem Wort, jeder Geste und jedem Gedanken. Was, wenn er sich unvermittelt in unser Gespräch einmischt und die Unterhaltung einschlafen lässt? Natürlich könnten wir die Momente peinlicher Stille übergehen. Mein Mann könnte mir sicherlich genau erklären, wie eine Portimplatation vonstattengeht. Das dauert bestimmt zehn Minuten, bei entsprechendem Nachfragen wahrscheinlich auch länger.

Ich erinnere mich an mein Aufklärungsgespräch, in dem der Arzt es mir Schritt für Schritt erklärte. »Nach dem Hautschnitt wird eine Höhle im subkutanen Fettgewebe geschaffen. Danach erfolgt das Auseinanderspreizen des Musculus pectoralis und des Musculus deltoideus. Dann sucht der Operateur nach der Vena cephalica, präpariert sie frei, macht eine Querinzision der Gefäßwand und führt den Portschlauch unter Durchleuchtungskontrolle ein. Dieser wird bis zum rechten Vorhof geschoben und angenäht. Die Portkammer wird in der subkutanen Höhle fixiert und dann das Unterhautgewebe und zuletzt die Haut vernäht. Fertig!«

Auf keinen Fall soll das zur Sprache kommen. Das wäre der absolute Stimmungskiller eines romantischen Abendessens mit Blick auf den Rhein, das Mainzer Ufer und die Rhein-goldhalle. Wer hört schon gerne etwas über Hautschnitte und Muskelspreizung, wenn er ein Steak isst?

Doch welche Themen bieten sich an? Fünfunddreißig Jahre Ehe sind eine lange Zeit, mit glücklichen und einigen weniger glücklichen Jahren, in denen wir viel erlebt und noch mehr gesprochen haben. Nach der stürmischen Anfangszeit der Familiengründung und des Nestbauens läuft es gerade so gut. Wir haben uns eingerichtet. Die Kinder sind aus dem Haus, haben tolle Partner und gute Berufe. Wir können uns wieder mehr auf uns konzentrieren, wähnten uns sicher. Und schlagartig sind wir einer neuen, einer unbekannten Belastungsprobe ausgesetzt. Wird unsere Liebe sie überstehen? Können wir diesem Krankheitsdruck mit den zu erwartenden Rückschlägen, den Stunden oder gar Tagen der Verzweiflung überhaupt standhalten? Das erfordert Kraft und Mut.

Bei einer guten Freundin ging es schief. Nach Ende der erfolgreichen Therapie trennten sich die Wege von ihr und ihrem Mann unschön. Seitdem ist sie verbittert. Sähe ihn am liebsten tot. Ich erinnere mich auch an eine Frau, die nach der Diagnosestellung jede Behandlung verweigerte, obwohl sie sehr gute Heilungsaussichten hatte, und zum Sterben zu ihrer Tochter zog. Ihr Mann konnte nicht akzeptieren, dass sie sich und somit auch ihn aufgab, und ließ sich scheiden. Krebs fordert viele Opfer, nicht nur von den Erkrankten, sondern auch von den Angehörigen. Welche werden wir bringen müssen?

Den Nachmittag über gelingt es mir, die Zweifel zu verdrängen. Meine lockere Stimmung will ich in den Abend retten, indem ich mich entsprechend style. Ich entscheide mich für eines meiner schickeren Kleider – selbst auf die Gefahr hin, overdressed zu sein. Wenn es in meinem Innern drunter und drüber geht, soll wenigstens die Fassade gut aussehen. Heute Abend muss ich einfach nur lächeln, egal, was geschieht.

Das Essen verläuft sehr harmonisch, was unter anderem

auch an den leckeren Speisen liegt. Wir umschiffen geschickt mögliche Untiefen und finden Themen weitab unserer persönlichen Situation. Auch als wir wieder zuhause sind, bleibt diese Leichtigkeit bestehen. Wir trinken noch ein Glas Sekt und lieben uns. Dieser Akt körperlicher Nähe fordert uns heraus, bringt uns den Tränen nahe, spendet aber auch Trost. Mein Mann hält mich lange in den Armen. Auch als er schon schläft, lässt er mich nicht los. Ich löse mich sachte aus seiner Umklammerung und nehme eine halbe Schlaftablette. Ich werde das nicht zur Gewohnheit machen. Doch sie schenkt mir ein paar Stunden des Vergessens und der Erholung. Wenn ich heute Nacht keine Ruhe finde, habe ich morgen bestimmt Migräne. Das würde bedeuten, dass ich zumindest den Termin beim Kardiologen absagen muss, wenn nicht sogar die OP. Ohne Port keine Chemo. Keine Chemo bedeutet Verzögerung. Das halbe Jahr mit den sechzehn Zyklen liegt wie ein gigantischer Klotz vor mir, erscheint mir unüberwindbar. Ich kann es nicht weiter vor mir herschieben, sondern muss es endlich in Angriff nehmen. Was danach kommt, werden wir sehen.

Vorbereitungen

Am nächsten Morgen stehen wir um sechs auf. Um halb acht habe ich den Arzttermin. Mein Mann muss gegen zehn auf die Baustelle, um sich mit dem Fensterbauer zu treffen. Die Fenster müssen ausgesucht und der Einbau abgesprochen werden. Wir haben im Vorfeld genau überlegt, wie sie aussehen und in welche Richtung sie geöffnet werden sollen. Einige werden feststehende Elemente sein. Im Bauplan habe ich das detailliert vermerkt, damit auch ja nichts vergessen wird. Mal sehen, ob das alles so klappt, wie wir es uns wünschen.

Der Tag ist nasskalt. Graue Wolken verhindern, dass es richtig hell wird. Die Feuchtigkeit kriecht bis ins Mark. Dieser Herbst schlägt schon jetzt aufs Gemüt. Ich bin ganz froh, heute keine Stunden auf der zugigen Baustelle verbringen zu müssen, obwohl mein Tagesablauf noch weniger prickelnd ist.

Beim Betreten der kardiologischen Praxis fröstle ich. Eine junge Frau – ich schätze sie auf Mitte bis Ende dreißig – sitzt bereits im Wartezimmer. Sie wirkt angespannt, schaut immer wieder auf ihr Smartphone, nimmt es von einer Hand in die andere, schreibt kurze Textnachrichten. Ich mustere sie verstohlen. Ihre Haut ist blass, ihre Haare lugen in dünnen, leicht gelockten Strähnen unter dem Rand ihrer Beanie-Mütze hervor. Sie haben einen mausgrauen Ton und lassen sie älter aussehen, als sie wahrscheinlich ist. Sie kommt wohl zur Abschlussuntersuchung, die klären soll, ob die Chemo das Herz geschädigt hat oder nicht. Als sie aufgerufen wird, folgen meine Blicke ihren schweren Schritten. Einige Zeit später kommt sie wieder am Wartezimmer vorbei. Ihr Gang ist leichter, sie lächelt sogar. Es scheint alles gut zu sein.

Eine Arzthelferin führt mich in den Behandlungsraum, misst mir den Blutdruck. In meinem Arm und der Halsvene pocht es ausdauernd und schnell. Sie schüttelt den Kopf, wartet etwas und misst erneut. Mein Blutdruck ist gigantisch hoch. 140 zu 180. Ich befürchte hier und jetzt einen Schlaganfall oder Herzinfarkt zu bekommen. Sollte das eintreten, befände ich mich wenigstens in guten Händen. Hoffe ich.

Der Arzt betritt das Zimmer, stellt sich vor und meint nur lapidar: »Der erhöhte Blutdruck ist bestimmt situativ bedingt. Wir messen später noch einmal.«

Die Sonografie ist sehr unangenehm. Die Narbe ist noch nicht ganz verheilt und schmerzt beim Druck des Ultraschallkopfes. Ich beginne zu schwitzen, autsche etwas und fühle mich plötzlich überfordert.

»Alles in Ordnung! Keine Ablagerungen in den Gefäßen und das Herz ist auch okay. Eine Klappe schließt nicht hundertprozentig, aber das ist nicht schlimm, solange sich das nicht ändert«, bemerkt er.

Ich bin erleichtert, dass der Chemo – so sehr ich mich auch vor ihr fürchte – nun nichts mehr im Wege steht. Jede weitere Verzögerung hätte mich nicht nur nervlich und körperlich, sondern vor allem emotional überfordert. Nach erneutem Messen ist der Blutdruck zwar immer noch erhöht, aber nicht mehr in dem Maße wie vor der Untersuchung.

Etwas entspannter fahre ich nach Hause, koche mir einen Kaffee und esse noch schnell ein Brötchen, bevor ich die sechs Stunden des Nüchternseins vor der OP überschreite. Mein Mann kommt gegen Mittag völlig durchgefroren von der Baustelle. Mit den Fenstern scheint alles glatt gelaufen zu sein. Unsere Vorstellungen lassen sich ohne Probleme umsetzen. Ich hoffe, dass das wirklich so sein wird.

Die Zeit bis zum Nachmittag zieht sich. Ich lese die Zeitung, vergesse aber gleich wieder, was drinsteht. Dann schalte ich mich durch die Fernsehprogramme. Mittags kommt fast nur Schrott. Daily Soaps, uralte Dokus und Kochsendungen. Letztere sind bei knurrendem Magen nicht gerade empfehlenswert. Ich bin beinah erleichtert, als wir endlich aufbrechen. Ein leichter Nieselregen setzt sich auf die Frontscheibe.

Der dünne Film verschmiert unter den Scheibenwischern, umgibt die Lichter der Autos und Ampeln mit einer schmalen Corona. Mein Mann bringt mich noch in das ambulante Operationszentrum, hinterlässt seine Telefonnummer und fährt dann wieder nach Hause.

Hier geht es zu wie in einem Taubenschlag. Obwohl es schon 17 Uhr ist, quillt das Wartezimmer über. Ich bekomme keinen Sitzplatz und muss stehen. Zehn Minuten später werde ich in einen langen Raum geführt, den LEDs in grelles Licht tauchen. Wenig anheimelnd. Rechts und links zweigen Kabinen ab, die zum Gang nur mit einem Vorhang abgetrennt sind. Blicke hält er zwar ab, aber keine Geräusche. Ich fühle mich alles andere als wohl, während ich in die OP-Kleidung schlüpfe. Wenig später kommt eine junge Frau in grüner Montur, verlangt meinen Arm, sprüht Desinfektionsmittel in die Beuge und rammt mir ohne eine Erklärung eine Braunüle hinein.

Ich komme mir vor wie ein Stück Vieh, bereit zum Abtransport, und hätte mir etwas mehr Sensibilität gewünscht. Aber dafür fehlen in der durchgetakteten Medizinmaschinerie sowohl Mitgefühl als auch Zeit. Denn die ist bekanntlich Geld. Und Gespräche mit Patienten sind der Bildung eines Vertrauensverhältnisses förderlich, dienen aber nicht der Wertschöpfung.

Ich werde in den OP geführt. Beim Laufen halte ich mir den Schlitz an der Rückseite des Kittels zu. Wenig später liege ich auf dem OP-Tisch. Der Anästhesist erklärt mir den Ablauf, kurz darauf schlafe ich. Eine gute halbe Stunde später wache ich auf. Ich fühle mich benommen. Doch das gibt sich rasch. Nach einer gewissen Zeit muss ich mich wieder umziehen, werde in einen Rollstuhl verfrachtet und ins Wartezimmer geschoben.

Dort bleibe ich, bis mein Mann mich abholen kommt. Es ist kein angenehmes Gefühl zwischen Patienten, denen die OP noch bevorsteht, und Frischoperierten zu sitzen. Alles ist hektisch, verstohlene Blicke mustern mich, wandern zu meinem Hals. Noch weiß ich nicht, dass meine Haut von der rechten Brust bis zum Kinn vom Desinfektionsmittel braun gefärbt ist und dass es oberhalb des Halsausschnittes jeder sehen kann. Das bemerke auch ich erst zuhause beim Blick in den Spiegel. Im Nachhinein ist es mir unangenehm. Es kommt einer Verletzung meiner Intimsphäre gleich. Aber der Krebs lässt keine Privatsphäre zu, weder beim Staging noch bei Untersuchungen, erst recht nicht bei OPs.

Als die Wirkung des Schmerzmittels nachlässt, werfe ich noch eine Tablette gegen die Wundschmerzen ein. Ich werde müde und will ins Bett. Eine geeignete Schlafposition zu finden, ist schwierig. Auf der rechten Seite kann ich wegen der frischen Wunde nicht liegen, links geht es aufgrund der alten noch nicht gut. Bleibt also nur die Rückenlage. Mein Mann stellt mir das Kopfteil etwas höher, so dass ich mich nicht zur Seite drehen kann. Erstaunlicherweise schlafe ich tatsächlich bis zum nächsten Morgen durch, was an den Nachwirkungen der Narkose gelegen haben dürfte.

Lichtmomente

Der Advent kündigt sich an. Ich mag diese Zeit mit ihrem Kerzenlicht, festlicher, aber dezenter Deko und dem Duft von Tannengrün. Am meisten freue ich mich allerdings auf das familiäre Beisammensein an Weihnachten, wenn alle drei Generationen gemeinsam um den Tisch sitzen, erzählen und lachen.

Bei uns läuft das Fest der Liebe auch wirklich harmonisch ab. Wir hatten noch nie Streit über die Feiertage, auch wenn es anstrengend ist, das Haus und den Kühlschrank vollzuhaben. Gerade Letzteres ist oft eine logistische Herausforderung, vor allem dann, wenn die Feiertage so liegen, dass sich ein Wochenende anschließt oder vorausgeht.

Doch dieses Jahr fürchte ich um die Stimmung. Ich fühle mich leer, ausgepumpt. Eine rechte Vorfreude will nicht aufkommen. Dieser Advent wird ein besonderer sein, anders als alle zuvor. Er wird mir viel abverlangen, mich an Grenzen führen, die ich bisher nicht kannte. In diesen vier Wochen muss ich zwei Chemos über mich ergehen lassen.

Wenn ich an den Aufklärungsbogen über die Therapie denke, der mögliche Nebenwirkungen beschreibt, die mit jeder Behandlung zunehmen können, sinkt mir das Herz in die Hose. Womöglich liege ich Heiligabend im Bett, kämpfe gegen Übelkeit und Schmerzen, schmecke nicht mehr, was ich esse und trinke, bin müde und will nur allein in meinem Elend sein, während die Familie traurig beisammen ist. Das wäre für mich die schlimmste Bescherung aller Zeiten.

Was mich aber noch viel mehr bedrückt, ist die anstehende Hochzeit meiner Tochter. Anfang Dezember, knapp zwei Wochen nach der ersten Chemo, wird sie heiraten. Was, wenn die Blutwerte im Keller sind, und ich nicht hinfahren kann? Sie feiert den schönsten Tag ihres Lebens mit ihrer Familie und ich blase zuhause Trübsal?

In mir erwacht der Trotz. Nein, ich denke nicht jetzt schon daran, was sein könnte. Ich will abwarten, was sein wird. Vielleicht kann ich meine Ärztin überreden, die Bestimmung der Blutwerte bis nach der Hochzeit hinauszuschieben. Wenn ich mich fit fühle, fahre ich, und schon jetzt schwöre ich mir, dass weder meine Krankheit noch ich an diesem Tag im Zentrum der allgemeinen Aufmerksamkeit stehen werden. Dieser Tag gehört allein dem Brautpaar.

Auch wenn ich nicht weiß, was genau auf mich zukommt, beschließe ich, die Weihnachtsvorbereitungen zu handhaben wie jedes Jahr. Mit meinem Mann zusammen habe ich einen Adventskranz gekauft, einen extragroßen mit dicken Kerzen, die an den langen Abenden viel Zeit haben abzubrennen. Bisher war dieser Kranz für mich reine Deko, ein Zeichen der Vorfreude auf Weihnachten. Den Sinn dahinter habe ich weitgehend ausgeblendet. Klar, die vier Kerzen stehen für die Adventssonntage und kündigen die Geburt Jesu an. Aber ihr Licht bedeutet im Christentum die Hoffnung auf Erlösung. Ich war mir dieser Symbolik nicht bewusst, hoffe aber auch auf Erlösung – auf Errettung vor diesem verdammten Krebs.

Doch irgendwie scheint mir das nicht genug. Die Vier ist für mich in meiner momentanen Situation auch eine wichtige Zahl. Denn vier »große« Chemozyklen machen den Auftakt. Zwölf »kleinere« im wöchentlichen Turnus komplettieren das halbe Jahr. Das ist eine lange Zeit, die wie ein unüberwindbares Hindernis vor mir liegt. Ich brauche ein sichtbares Zeichen, das mir zeigt, dass ich es meistern kann und das Ende des Martyriums markiert.

Deshalb entscheide ich mich für einen zweiten Kranz. Meinen individuellen Chemolichterkranz, der mich über sechs Monate begleiten wird, und den ich selbst gestalte. In einem Dekogeschäft kaufe ich ein quadratisches weißes Holztablett, das ich aus Brandschutzgründen mit Alufolie auslege. In die Ecken stelle ich vier dickere violette Kerzen. Sie stehen für die größeren Chemos, sind aber nicht so dick, dass sie länger als drei Wochen brennen. Die Farbe habe ich ausgesucht, weil sie mir gefällt. Welche Bedeutung Violett in der katholischen Kirche hat, erklärt mir eine gute Freundin. Violett steht für Übergang und Verwandlung und wird während der Fastenzeit vor Ostern oder in den Wochen vor Weihnachten, manchmal auch an Allerseelen oder bei Beerdigungen, vom Priester getragen. Übergang und Verwandlung treffen auch auf mich zu. Nach meiner Behandlung werde ich ein anderer Mensch sein. Welcher, ist noch ungewiss. An eine Beerdigung will ich allerdings nicht denken.

Den Zwischenraum füllen zwölf Teelichter mit acht Stunden Brenndauer aus. Sie symbolisieren die wöchentlichen Infusionen. Der »Kranz«, der eigentlich ein Quadrat ist, wirkt ohne frisches Grün steril. In unserem Garten wächst eine Eibe. Die Kelten verehrten sie als heiligen Baum, der eine Verbindung zur Ewigkeit schafft. Bei den Römern bewachte sie die Unterwelt. Für mich ist die Eibe eine Heilpflanze. Sie enthält das Gift Taxol, das in einer bestimmten Konzentrierung heilt, in einer zu hohen tötet. Es ist auch Bestandteil der zwölf Chemos und schafft somit eine weitere Verbindung zu mir. Ich schneide kleine Zweige und drapiere sie um den Rand des Tabletts.

Zum Schluss platziere ich einen silbernen Hirsch genau in der Mitte. Ihn habe ich mir spontan als Wappentier erkoren, wirft er doch sein Geweih ab, damit ein neues, prächtigeres wachsen kann. Ich will zwar nicht, dass mir ein Geweih wächst, hoffe aber darauf, dass meine Haare wieder sprießen werden.

Mützen

Da ich bald kahl sein werde, muss ich vorsorgen und mir wärmende Kopfbedeckungen kaufen. Dabei mag ich Mützen nicht. Diese Aversion reicht zurück bis in meine Kindheit. Ich war ungefähr acht Jahre alt, als meine Mutter meiner Schwester und mir weiße Fellimitatmützen kaufte. Sie waren damals der »letzte Schrei« und innen mit schweinchenrosa Futterstoff ausgekleidet. Die Bänder, die unter dem Kinn geknotet wurden, waren ebenfalls aus Fell.

Wie habe ich das Ding gehasst. Es stand mir aufgrund meiner runden Kopfform überhaupt nicht. Ich sah aus wie eine weiße Bowlingkugel in Eisbärenfell. Dieser wenig ansprechende optische Eindruck wurde noch dadurch übertroffen, dass das Teil absolut luftundurchlässig war und eng anlag – so eng, dass es jeden Blower-Door-Test locker bestanden hätte. Nach kurzer Zeit hatte ich glühende Ohren, Schweiß drückte sich aus jeder Kopfpore und verklebte die Haare. Ein paar Minuten später überzog eine ungesunde Röte mein Gesicht. Das Ding war eindeutig zu warm für eine Weinbauregion, selbst in den späten Sechzigern, als die Winter noch kälter waren. Meine Eltern nahmen das aber weder zur Kenntnis noch erkannten sie die Gefahr einer möglichen Überhitzung. Hauptsache, das Kind hat warme Ohren und erkältet sich nicht.

Am allerschlimmsten waren aber die Bindebänder, auf die ich allergisch reagierte. Binnen weniger Minuten fing die Haut dort, wo sie mit dem Material in Berührung kam, an zu jucken. Keine Ahnung, ob das an dem Kunstfell oder den darin enthaltenen Chemikalien lag.

Die Mütze war eine echte Heimsuchung. Alle Versuche, sie loszuwerden, scheiterten. Meine Mutter fand jedes Versteck. Selbst wenn ich sie irgendwo absichtlich liegen ließ, gelangte sie wieder zu mir zurück. Meine Einwände wurden ignoriert, denn meinem Vater gefiel der Look. Die Kopfbedeckung erinnerte ihn entfernt an *Lara* aus Dr. Schiwago. Erst als der Kinderarzt eine allergische Reaktion mit roten, nässenden Pusteln, begleitet von wahnsinnigem Juckreiz, diagnostizierte, wurde sie entsorgt. Soweit mein Mützentrauma.

Und doch bin ich an diesem neblig-trüben Novembermorgen, beinah 50 Jahre später in der Stadt, um mir mindestens eine, wenn es gut läuft, sogar zwei oder drei Mützen zu kaufen.

»Pelz oder Kunstfell? Das ist hier nicht die Frage!«

Beides scheidet von vornherein aus. Die Auswahl ist um diese Jahreszeit erwartungsgemäß groß, für mich schon fast zu groß. Unentschlossen stehe ich vor dem Gestell, das Mützen in verschiedenen Couleurs, Formen und Materialien, anziehend im Kaufhauslicht präsentiert. Ich habe die Qual der Wahl. Welche Farbe nehme ich? Meist tendiere ich zu Schwarz oder Dunkelgrau. Das passt zu meinen blonden Haaren und meinen Winterklamotten. Doch Schwarz zieht mich im Moment etwas runter, ist es doch die Farbe der Trauer.

Welche Form steht mir überhaupt? Mit Bommel oder ohne? Schlicht oder mit Schmucksteinen? Dicht gewebt, gefilzt oder gestrickt?

Ich probiere verschiedene an, und bin überrascht, wie gut sie an mir aussehen. Eine Mütze sticht mir besonders ins Auge: Vorne ist »Bad Hair Day« aufgestickt. Ich überlege kurz, ob ich sie kaufen und das »Bad« mit Stickgarn durchixen und durch »No« ersetzen soll. Aber wahrscheinlich würde das Statement »No Hair Day« nur für Irritationen und blöde Kommentare sorgen. Zudem bin ich mir unsicher, ob ich das noch lustig finden werde, wenn ich wirklich einen kahlen Kopf habe.

Nach längerem Überlegen kaufe ich drei unterschiedliche Modelle in den gut zu kombinierenden Farben Dunkelgrau, Mittelgrau und Hellgrau. Immerhin kein Schwarz.

Damit ist meine Einkaufstour aber noch nicht zu Ende. Ich habe mich entschieden, nach einer Perücke zu schauen. Ohne

Haarersatz unter Menschen zu gehen, habe ich von vornherein ausgeschlossen. Ich möchte nicht, dass mir jeder gleich die Chemo ansieht. In meiner jetzigen Situation fühle ich mich nicht ausreichend gewappnet, auf entsprechende Fragen oder Bemerkungen souverän zu reagieren. Noch habe ich diesbezüglich zu nah am Wasser gebaut. Und ich will mich auch nicht acht oder neun Monate zuhause komplett verkriechen und aus der Gesellschaft zurückziehen.

Allein will ich sie mir allerdings nicht aussuchen. Dazu brauche ich moralische und vor allem modische Unterstützung und die bekomme ich durch Nadja. Sie ist immer sehr gut gekleidet mit einem Hauch Extravaganz. So ganz anders als ich. Bei mir liegt der Schwerpunkt auf lässig, bequem, alltagstauglich. Am liebsten trage ich die Klamotten über mindestens zwei, wohl eher drei Jahre. Dann sind sie erst richtig »eingetragen«. Unter ökologischen Aspekten ist das gut, unter denen der Haute-Couture ein No-Go.

Nadja umgibt immer ein dezent-mondäner Hauch. Ich finde ihren Kleidungsstil toll, er unterstreicht die Vorzüge ihres Körpers. Ihr Stil wäre aber nichts für mich. Zudem ist Shoppen für mich eine Qual. Meist finde ich nämlich nicht das, was ich mir vorstelle. So ganz einfach ist es auch nicht bei 1,85 cm Körpergröße und nicht ganz so schlanker Statur Teile zu bekommen, die richtig passen. Oft sind die Ärmel und Hosenbeine zu kurz, die Schultern zu eng, die Taille sitzt zu hoch und ich komme mir vor wie eine Fleischwurst in zu enger Pelle.

Wir sind vor dem Perückenstudio verabredet. Nadja ist bereits da und betrachtet die Schaufenster. Ihre Skepsis über deren einfallslose Gestaltung kann sie nur schwer verbergen. Nach einer ausführlichen Begrüßung meint sie: »Und du bist dir sicher, dass das hier der richtige Laden für dich ist? Der wirkt so altbacken.«

»Ich weiß es nicht. Aber das lässt sich ja herausfinden, oder?«

»Klar, wenn du hier nicht fündig wirst, kenne ich noch zwei weitere Perückenstudios. In einem war ich mit einer Freundin, die dort sehr gut beraten worden ist.«

»Okay. Wollen wir?«

Sie nickt.

Ich atme mehrmals tief durch, dann drücke ich die Tür auf. Eine Glocke kündigt uns mit dezentem Läuten an. Aus einem Raum hinter dem Tresen kommt eine etwas unscheinbare Verkäuferin. Mit leiser Stimme erkundigt sie sich nach meinen Wünschen. Ich schildere ihr mein Anliegen. Sie führt mich an einen der drei Frisiertische. Auf ihm steht eine Schminkpalette mit Puder, Lidschatten und Augenbrauenstift. Die Frauen erhalten hier anscheinend auch Schminktipps für ihre haarlose Zeit.

Die Schublade ist einen Spalt geöffnet und gewährt mir einen Blick auf den darin liegenden Scherapparat. Sein Anblick lässt mich erstaunlich kalt. Vielleicht deshalb, weil ich mich innerlich bereits von meiner blonden Mähne verabschiedet habe. Ich setze mich vor den Spiegel, der in letzter Zeit ungewohnt häufig bei mir zum Einsatz kommt. Meine Aversion konnte ich aber immer noch nicht ganz ablegen. Nadja nimmt in einem Stuhl neben mir Platz. Wir können uns nicht direkt sehen, kommunizieren aber über ihn per Blickkontakt.

»Was stellen Sie sich denn so vor?«, fragt die Verkäuferin.

»So ähnlich wie die Frisur, die ich jetzt habe, nur deutlich kürzer, mit leichtem Pony und zwei, drei Nuancen dunkler. Das passt besser zum Winter.«

»Ich werde ein paar Modelle holen«, sagt sie und verschwindet wieder hinter den Vorhang am Tresen.

»Wieso willst du einen Pony?«, fragt Nadja.

»Falls mir die Augenbrauen ausfallen, kann ich das besser kaschieren.«

»Warum lässt du dir kein Permanent-Make-up machen? Dank Micro Blading sehen die richtig gut aus.«

Permanent Make-up sagt mir was. Micro Blading nicht. Doch das will ich nicht zugeben. Zuhause werde ich das googeln.

»In weniger als zwei Wochen beginnt die Chemo. Da ergattere ich so schnell bestimmt keinen Termin. Außerdem muss ich aufpassen, dass ich mir keine Entzündung einfange, sonst ist der Start der Therapie gefährdet«, schiebe ich noch nach.

Was ich nicht sage ist, dass mir allein der Gedanke, Farbpigmente in meine Haut einbringen zu lassen, widerstrebt. Vor allem bei der Krebsdiagnose. Wer weiß, ob die Farbstoffe nicht cancerogen sind. Sie lagern sich zudem in der Leber ab und werden nicht vollständig abgebaut. In den nächsten Wochen hat meine Leber genug zu tun. Da ist jede zusätzliche Belastung zu vermeiden.

Die Verkäuferin kommt mit mehreren Schachteln zurück. Sie erklärt mir den Unterschied zwischen Modellen aus Naturhaar, Kunsthaar und einer Mischung aus beidem. Aus einer Schublade holt sie ein Einmalhaarnetz, setzt es mir auf und stopft die Haare darunter. Das vermittelt mir einen ersten Eindruck, wie ich bald aussehen werde und drückt meine Stimmung jetzt doch.

Dann beginnt sie mit der Anprobe, oder müsste das Aufprobe heißen? Sie tut das sehr geschickt. Ihre Hände berühren meinen Kopf kaum. Nichts zwickt, der Haarersatz gleitet über meinen Kopf. Sie zieht ihn in den Nacken. Dabei rutscht die Perücke aus der Stirn nach hinten.

»Die ist zu klein«, stellt sie fest und sortiert zwei der fünf Schachteln aus.

Da ich einen Quadratschädel habe, reduziert sich die Auswahl weiter. Nur zwei Modelle passen mir überhaupt, alle anderen sitzen obendrauf und ich fühle mich wie *Calimero mit Sombrero*. Sie holt Nachschub, von dem drei Perücken in die engere Wahl kommen.

Nadja hat sich während der Anprobe gut im Griff. Sie muss

noch nicht mal den Mund verziehen oder die Augenbrauen heben, allein der Ausdruck ihrer Augen reicht aus, um zu erkennen, dass ihr nicht eine davon gefällt. Mir geht es ähnlich. Heute werde ich keine Wahl treffen, lasse mir aber die Namen der beiden Perücken geben, die meinen Vorstellungen am nächsten kommen, damit ich im Ernstfall darauf zurückgreifen kann.

Nadja und ich gehen im Anschluss zusammen noch einen Kaffee in einer nahegelegenen Manufaktur trinken.

»Ich fand die Frau unmöglich! Die hat überhaupt keine Empathie und beraten hat sie dich auch nur so lala!«, echauffiert Nadja sich.

»Das stimmt. Doch ich sehe das ganz pragmatisch. Zu viel Mitgefühl führt mir nur meine Situation vor Augen und die will ich eigentlich am liebsten vergessen. Ich bin ganz froh, dass sie so distanziert war.«

»Wenn du das so siehst, dann sind die beiden Studios, die ich kenne, nichts für dich.«

Nadja nennt mir deren Namen. Auf beide bin ich während meiner Recherche im Internet gestoßen und habe mir die Erfahrungsberichte zufriedener Kundinnen durchgelesen. Sie klingen alle sehr positiv, was sich auch in den Bewertungen widerspiegelt. Nur sind sie mir zu emotional, und damit absolut nichts für mich. Ich weiß nicht, was bald auf mich zukommt, bin mit der ganzen Situation momentan überfordert. Da setzte ich auf Verdrängung. Ich möchte mich nicht mit dem Gefühlsleben anderer konfrontiert sehen, auch wenn die Kommentare gut gemeint sind und einem Mut machen sollen.

So wie bei dem von Maya S. aus Wiesbaden. Sie schwört auf Studio X. »Da kriegst du nicht einfach nur eine Perücke, sondern gleich eine Rundum-Betreuung«, schreibt sie. »Der Inhaber hat erst einmal meine Körperhaltung geprüft und festgestellt, dass ein Bein kürzer ist als das andere, und dass ich Verspannungen im Schulterbereich habe. Das hat er dann auch gleich mit ein paar Handgriffen behoben.«

Als ich das lese, bekomme ich akut Verspannungen. Wenn mich die Muskeln zwicken oder etwas an meinem Körper krumm ist, lasse ich mich von meiner Physiotherapeutin oder Osteopathin behandeln. Und welchen Einfluss haben ungleich lange Beine auf das Tragen von Perücken? Sitzen die dann schief?

Christine G. kommentiert ihren Besuch in Studio Y folgendermaßen: »Die Besitzerin und ich kamen gleich ins Gespräch und fanden sofort einen Draht zueinander. Sie hat mir Mut gemacht, weil auch sie einen Brustaufbau nach der OP bekam und mir auch gleich das Ergebnis gezeigt. Obwohl es schon Jahre her ist, sieht alles noch super aus. Vor allem die tätowierte Brustwarze hat mich überzeugt. So geht das Gefühl, eine Frau zu sein, auch nach einem so schweren Eingriff nicht verloren.«

Ich kann Christines Sorge durchaus nachvollziehen. Der mögliche Verlust der Weiblichkeit ist sehr bedrückend und kann sich auf die eigene Psyche und vor allem auf deine Beziehung negativ auswirken. Aber muss man da gleich eine Fleischbeschau machen? Mich gruselt der Gedanke beim Kauf einer Perücke solch intime Details zu erfahren. Dann lieber eine empathielose Beratung, die nur auf das Produkt beschränkt ist.

Nadja und ich drücken uns beim Abschied ganz fest. Es ist das letzte Mal, dass wir uns in diesem Jahr sehen. Ich habe beschlossen, mir meine Zweitfrisur alleine auszusuchen. Das macht es mir leichter.

Transport

Für die anstehende Chemozeit muss ich für einen sicheren Transport sorgen. Größere Menschenansammlungen auf engem Raum soll ich ja meiden. Nur so kann ich mich schützen, das Risiko eines Infektes reduzieren. Das wird nicht leicht, denn sechs Monate sind eine lange Zeit. Ich habe nicht vor, dieses halbe Jahr in kompletter Isolation zu verbringen. Das geht schon deshalb nicht, weil regelmäßige Arztbesuche anstehen. Doch ich fahre bereits vor Therapiebeginn mein Sozialleben deutlich herunter. Begegnungen werden rar. Dafür sind die, die stattfinden, intensiver als früher. Die seltenen Momente, in denen ich die Isolation durchbreche, sind ein kleiner Neuanfang. Und jedes Mal, wenn ich mich wieder isolieren muss, ist das ein kleiner Abschied vom Leben. Auf Dauer belastet das meine Psyche. Aber auch da muss ich eben durch! Ob ich aus dem Haus gehe oder nicht, werde ich von meiner Tagesform sowie meinem Immunsystem abhängig machen.

Nur wie ich zur Chemotherapie komme, ist noch nicht ganz geklärt. Der Arzt hat mir entsprechend viele Taxibeförderungsscheine mitgegeben. Aber ich kann mir nicht vorstellen, in einem Auto zu fahren, in dem vor mir etliche Menschen gesessen haben und dessen Innenluft womöglich mit Bakterien und Viren belastet ist.

Mit meinem Mann komme ich überein, dass er mich die ersten beiden Male in die Onkologische Praxis fährt. Dafür nimmt er sich extra Urlaub. Die weiteren Fahrten verteilen sich auf einige meiner Freundinnen und auf meine Mutter. Sie kommt vor allem in der zweiten Hälfte zum Einsatz. Ich habe sie gefragt, ob ich ihr das zumuten kann. Meine Krankheit und vor allem die Chemo fordern ihr viel ab. Ich hoffe, es überlastet sie nicht. Denn sie hat das alles schon einmal mit meinem Vater durchgemacht. Jetzt steht ihr das mit ihrer

Tochter bevor. Das wird kein leichter Gang für sie. Aber sie beharrt darauf und ich gebe schließlich klein bei. Sollte ich aber merken, dass es zu viel für sie wird, suche ich nach einer anderen Transportmöglichkeit.

Als sie mich das erste Mal abholt, sehe ich sie mit einer Frau neben einem fremden Fahrzeug stehen und reden. Das wundert mich etwas. Wie sich herausstellt, hat sie beim Rückwärtsfahren nicht in den Rückspiegel geschaut und schon hat es gekracht. Sie ist erstaunlich ruhig und tauscht mit der Unfallpartnerin die Daten aus. Ich fotografiere zwecks Dokumentation mit dem Smartphone den Schaden. Mit einem leicht mulmigen Gefühl steige ich in das Auto. Ich darf selbst wegen der Medikamente nicht fahren, und hoffe, dass meine Mutter uns gut nach Hause bringt. Sie fährt sehr konzentriert, scheint sich über den Zusammenstoß nicht sonderlich aufzuregen und wirkt völlig gelassen. Ihr einziger Kommentar ist, dass sie seit über zwanzig Jahren keinen Unfall mehr gehabt hat. »Da ist nur Blech kaputt gegangen. Viel wichtiger ist, dass du die Chemo gut wegsteckst!«, meint sie nur.

Die weiteren Transporte verlaufen ohne Zwischenfälle. Nur nach dem letzten Termin wird sie auf dem Heimweg geblitzt. Sie ist acht Stundenkilometer zu schnell gefahren. Auch darüber regt sie sich nicht auf. Den Unfall am Anfang und die Radarfalle am Ende meiner Chemo interpretiert sie als ein gutes Zeichen.

Countdown

Innerlich bereite ich mich auf meine Chemotherapie vor. Was mir nicht leicht fällt, denn die Liste der möglichen Nebenwirkungen ist lang. Neben den Sensibilitätsstörungen in Händen und Füßen leiden auch der Geschmackssinn, die Körper- und Gesichtshaut sowie die Schleimhäute. Darüber hatte ich mir im Vorfeld keine großen Gedanken gemacht, obwohl das natürlich ein Thema ist. Aber aus Selbstschutz will ich mir nicht schon Wochen vorher meinen Kopf darüber zerbrechen. Es reicht, wenn ich mich damit auseinandersetze, sobald sie tatsächlich eintreten. Warum sich vorher verrückt machen, wenn es sich dann doch nicht bestätigt?

Bereits vor der ersten Behandlung erteilt mir meine Frauenärztin den Ratschlag, während der Chemo Eiswürfel zu lutschen. Durch das Herunterkühlen der Mundschleimhaut ziehen sich die Blutgefäße zusammen, was einer möglichen Schädigung der Zunge und des Mundinnenraumes vorbeugen kann. Eiswürfel aus Salbeitee sind besonders geeignet. Sie haben den Vorteil, dass sie entzündungshemmend sind und zudem nach etwas schmecken. Diese Geschmackwahrnehmung ist gleichzeitig ein Indikator für den möglichen Verlust des Geschmackssinns. Schmeckst du nichts, haben sich die Geschmackspapillen verabschiedet.

Man muss das Kraut halt nur mögen – und das tue ich. Den Tee habe ich nicht zu lange ziehen lassen, sonst bittert er nach, ihn dann mit Honig gesüßt und in kleinen mundgerechten Portionen eingefroren. Als Gefrierform eignet sich hervorragend die innere Plastikverpackung der kleinen, violetten Schokoherzen. Sie haben keine Ecken, die die Mundschleimhaut verletzen könnten, sondern sind abgerundet. Also lege ich mir einen Vorrat an Salbeitee-Eiswürfelherzen an. Mein Mann hilft mir ganz selbstlos, indem er den Schokoladeninhalt der Packung ratzfatz vertilgt.

Morgen steht die erste Chemo an. Somit ist heute der letzte Tag meiner alten Zeitrechnung. Ab jetzt gibt es für mich eine neue Einteilung: das Leben vor, während und nach der Chemo. Die Ärzte haben mich ausführlich über die Therapie aufgeklärt. Trotzdem ist es etwas anderes, wenn du es persönlich durchlebst. Theoretisch weiß ich, was auf mich zukommen kann. Doch praktisch muss sich erst erweisen, wie mein Körper darauf reagiert. Diese Ungewissheit lässt meine Furcht von Stunde zu Stunde wachsen. Ich widerstehe allerdings weiterhin der Versuchung, im Internet nachzuforschen. Die Schreckensbotschaften, die effektheischenden Bilder würden nur alles verschlimmern.

Am frühen Nachmittag stelle ich beim Wasserlassen fest, dass es brennt und mein Urin rot ist. Ich bin geschockt! Ausgerechnet jetzt kündigt sich eine blutige Blasenentzündung an. Wie kann das sein? Eine hämorrhagische Zystitis ist eine mögliche Nebenwirkung nach der Verabreichung der Chemo und nicht davor!

Ich gerate in Panik. Wenn es so sein sollte, wird der erste Zyklus nach hinten verschoben. Das will ich auf keinen Fall. Ich habe schon viel zu lange in der Schwebe verbracht, auf Ergebnisse gewartet, gehofft und gebangt, mich der Prüfung des Genexpressionstest unterzogen und mich nach einigem Hin und Her für die Maximaltherapie entschieden. Ich dulde keine Verzögerungen mehr. Jeder Tag, der ungenutzt verstreicht, zehrt.

Ich kann mir nicht erklären, wie ich mir das eingefangen habe. Ich habe auf strikte Hygiene geachtet und bei jedem Nachhausekommen die Hände gewaschen. Im Auto und jeder Handtasche ist eine Flasche Desinfektionsmittel, das ich nach jedem Einkauf und Fremdkontakt benutze. Meine Kleidung ist der Temperatur angepasst. Ich trage sogar Unterhemden, um mich warmzuhalten! Woher also jetzt diese blöde Zystitis?

Vielleicht liegt es an der Gesamtsituation? In den letzten

Wochen habe ich unter starkem psychischen Stress gestanden. In manchen Momenten schiebe ich weniger Panik als erwartet. In anderen stehe ich kurz vor einer Attacke, die mich zum Zittern und Hyperventilieren bringt. Ich kenne mich, weiß, dass ich unter diesem mentalen Druck dazu neige, körperliche Symptome zu entwickeln, die rein rational nicht erklärbar sind. Kann es sein, dass ich keine »echte« Blasenentzündung habe, sondern meine Psyche sich gegen die Behandlung wehrt und meinen Körper entsprechend reagieren lässt? Wenn dem so wäre, änderte das dennoch nichts am Resultat. Mit Blut im Urin gibt es keine Behandlung!

Zum Glück haben wir Teststreifen besorgt. Beim nächsten Toilettengang fange ich etwas Urin auf und stippe den Streifen hinein. Das Ergebnis ist ernüchternd. Massenhaft rote Blutkörperchen und auch ein paar weiße. Ich rufe meinen Mann in der Klinik an. Er ist im OP, wird mich aber zurückrufen. Die Zeit zieht sich, aber Warten habe ich inzwischen gelernt. Notgedrungen. Ich koche mir einen Blasentee und trinke zusätzlich viel Wasser zum Ausspülen möglicher Keime. Ein alkoholfreies Hefeweizen folgt.

Es ist 15 Uhr, als er mich zurückruft. Er findet die Situation genauso beunruhigend wie ich. Er rät mir, in der Apotheke anzurufen und zu fragen, ob sie ein entsprechendes Medikament vorrätig haben, das er mir auf dem Nachhauseweg mitbringen kann. Zum Glück ist das der Fall, so dass er nicht sämtliche Apotheken im Umkreis abgrasen muss. Er ruft die Onkologin an, schildert die Situation. Wie erwartet, will diese den Termin verschieben. Ich soll einen neuen ausmachen, wenn alles ausgeheilt sei. Ich bin am Boden zerstört. Obwohl ich keine Lust auf Chemo habe, will ich endlich den Kampf gegen diesen Scheißkrebs aufnehmen.

Der Medikamentenmix ist heute Morgen frisch zubereitet worden und bereits auf dem Weg von Hamburg nach Mainz. Er hält sich ungefähr 48 Stunden, vielleicht auch ein bisschen länger und wird in ein Verteilungszentrum im Rhein-Main-Gebiet geschickt. Von dort wird er am nächsten Morgen per Kurier in aller Frühe in die Praxis geliefert. Was ist, wenn ich länger als das Verwendungsdatum krank sein sollte? Wird dann dieser Chemococktail einfach vernichtet?

Mein Mann kommt früher nach Hause als üblich. Ich nehme gleich das Medikament ein. Es ist eine Einmaldosis, die normalerweise sehr schnell wirkt.

Um 21 Uhr ist mein Urin klar. Ich teste ihn erneut. Kein Blut mehr und auch kein Brennen. Wir beschließen, morgen sehr früh aufzustehen und erneut zu kontrollieren. Sollte der Urin dann immer noch klar sein, steht der Chemo nur die negative Entscheidung der Onkologin im Wege. Hoffen wir mal das Beste.

Aperol Spritz

Erstaunlicherweise konnte ich trotz der Angst vor einer Terminverschiebung durchschlafen. Wahrscheinlich haben mich die letzten Tage so erschöpft, dass mein Körper sich den Schlaf einfach holt. Beim Aufwachen fühle ich mich gedämpft, als stünde ich unter Beruhigungsmitteln. Diese unerwartet relaxte Stimmung schiebt alles Bedrohliche weit, weit weg. Seltsam. Ist das meine psychische Schutzreaktion vor dem, was mich erwartet? Im Moment gefällt mir dieses entspannte Gefühl. Von mir aus kann es gerne den ganzen Tag über andauern.

Ich muss zur Toilette. Ein banger Blick in die Schüssel. Erleichterung. Der Urin ist immer noch klar. Mein Mann telefoniert sofort mit der Onkologin. Beide kommen überein, dass die Chemo laufen kann, vorausgesetzt, ich hinterlasse einen gesunden Eindruck und bin fieberfrei. Meine Körpertemperatur beträgt beruhigende 36,1° C. Ich nehme die Tablette gegen Übelkeit ein, frühstücke, auch wenn ich überhaupt keinen Appetit verspüre. Doch der Kaffee gibt mir einen belebenden Kick und mein Magen hört auf zu grummeln.

Draußen herrscht Novemberstimmung. Das neblig-kalte Wetter drückt jetzt doch etwas aufs Gemüt, wird zum Spiegel meines Zustandes. Ich fröstle von innen heraus. Aus Angst?

Zehn Minuten später stehen wir im Stau. Kein guter Start. Mit 30-minütiger Verspätung treffen wir schließlich in der Praxis ein. Mir wird Fieber gemessen. Alles im grünen Bereich. Die Ärztin untersucht mich, lässt sich nochmal die gestrigen Symptome schildern und gibt dann ihr Okay. Genau wie ich nimmt sie an, dass die Zystitis psychosomatisch bedingt gewesen ist.

Im Therapieraum suche ich mir meinen heutigen Chemosessel aus. Sechs bequeme Behandlungsstühle sind in Zweierreihen Richtung Fenster ausgerichtet, das den Blick auf den

Rhein und die Rückseite eines Hotels freigibt. Einer in der vorderen Reihe ist belegt, ansonsten habe ich freie Wahl. Ich entscheide mich für einen Logenplatz und lege meine Tasche darauf, damit niemand anders ihn für sich beansprucht. Ein bisschen erinnert es mich an das Sonnenliegen-Reservieren per Handtuch im Urlaub – allerdings unter deutlich schlechteren Vorzeichen.

Dann werde ich in den Raum geführt, in dem die Chemo angehängt wird. Ich mache den Bereich um das rechte Schlüsselbein rund um den Port frei. Die Ärztin zieht Handschuhe über, desinfiziert großzügig die Stelle. Der Sprühnebel ist kalt. Meine Hände sind noch kälter vor Anspannung und Angst. Dann tastet sie nach der Stelle, an der sie den Zugang anstechen wird.

Mir sind etliche Schauergeschichten über falsch platzierte, umgedrehte oder zugewachsene Ports erzählt worden, trotz meiner Einwände, dass ich nichts darüber hören will. Jeder meint, dass mich das als Betroffene doch total interessieren müsste. Gerade weil ich betroffen bin, tut es das eben nicht. Wer findet es schon toll, wenn das Ding nicht funktioniert, die Chemo ins Gewebe statt in die Vene tropft, und dir erneut ein Port eingesetzt werden musst? Sollten die Infusionen bei mir nicht laufen, wird das heute nichts mit der Chemo. Auf eine neue Implantation kann ich auch gerne verzichten.

Ein zweites Mal wird die Haut desinfiziert. Die Assistentin reißt eine Packung auf und hält sie der Ärztin hin. Sie entnimmt ihr die Portnadel mit dem kurzen Schlauch. Meine Aversion gegen Nadeln lässt mich verkrampfen, bringt mich zum Schwitzen, verursacht Herzrasen. Ich drehe den Kopf zur Seite und blicke durch das Fenster, in dem ich mich widerspiegle. Ich schaue durch mein Spiegelbild hindurch, über einen Innenhof, an dessen gegenüberliegender Seite sich eine Business-School befindet. Junge, hochmotivierte Studenten sitzen vor Bildschirmen und arbeiten konzentriert. Es befremdet mich, dass ich freie Sicht auf sie habe. Wenn ich sie beobachten kann, können sie dann auch mich sehen?

Ich bin wohl nicht die Erste, die das irritiert.

»Die Scheiben sind verspiegelt. Von außen kann man nicht hier hereinschauen«, erklärt die Assistentin. »Im Therapieraum ist das übrigens auch so. Freie Sicht nach draußen, keine Sicht nach drinnen.« Etwas später verstehe ich, warum sie mir das gesagt hat.

In diesem Augenblick erfolgt der Einstich. Der Pieks ist unangenehm, aber auch gleich vorbei. Die Nadel sitzt und die Assistentin will sie mit Pflaster fixieren, damit ich sie mir nicht aus Versehen herausreiße. Ich weise auf meine Pflasterallergie hin und mir wird ein hyposensibles Pflaster aufgeklebt. Das verzögert die allergische Reaktion hoffentlich so lange, bis ich wieder abgestöpselt bin. Dann bestückt sie den Infusionsständer mit diversen Beuteln in der entsprechenden Reihenfolge. Sie kontrolliert die Etiketten der Beutel akribisch und trägt alles in eine Liste ein. Die Kochsalzlösung macht den Anfang. Es folgen ein Cortison-Zellschutz-Gemisch, dann die beiden Chemotherapeutika.

Sie schließt die Kochsalzlösung an und öffnet den Hahn. Sie fließt, ohne zu brennen oder das umliegende Gewebe aufzuschwemmen. Der Port scheint richtig zu sitzen. Jetzt entlässt mich die Ärztin in den Behandlungsraum. Sie mahnt mich noch, vorsichtig aufzustehen, doch ich bin bereits aufgesprungen. Blut läuft zurück in den Schlauch. Der Beweis, dass alles in Ordnung ist. Bei dem Anblick wird mir allerdings kurz schwummrig. Blut war eben noch nie mein Ding!

Kaum habe ich mich an meinem Platz eingerichtet, erläutert mir die nette Assistentin, was mich erwartet und wie viel Zeit die einzelnen Infusionen sowie die dazwischen geschalteten Pausen benötigen. Insgesamt wird es mehr als vier Stunden dauern – vorausgesetzt, ich vertrage alles und es kommt zu keinen Unterbrechungen. Falls es mir unwohl wird, soll ich die Klingel drücken. Dann kommt sofort Hilfe. Mein Mann hat gewartet.

»Alles klar?«, fragt er mich.

»Soweit ja. Es läuft ja auch erstmal nur die Kochsalzlösung. Du brauchst übrigens jetzt nicht hier bei mir zu sitzen. Das ist doch für dich öde langweilig und mich macht es nervös, wenn du alle paar Minuten fragst, wie ich mich fühle. Geh doch in die Stadt frühstücken oder fahr nach Hause. Ich rufe dich an, wenn ich abholbereit bin.«

Er versichert mir, dass das Warten ihm nichts ausmacht. Doch ich bestehe darauf, dass er geht. Er streicht mir zart über die Wange und verabschiedet sich. Jetzt bin ich für die nächsten Stunden zum Nichtstun verdammt. Ich habe mir ein Buch mitgenommen, kann mich aber nicht lange auf den Text konzentrieren. Schließlich lege ich es weg und schaue dem Infusionsständer zu, dessen Display die durchfließende Menge und verbleibende Zeit anzeigt. Das hat schon beinahe etwas Beruhigendes. Doch plötzlich ruft ein unangenehmer Piepton die Assistentin her. Bläschen haben sich gebildet und behindern den Fluss. Sie schnickt mit dem Mittelfinger gegen den Plastikschlauch, bis sie sich auflösen. Ein Geduldsspiel, das einige Minuten dauert.

Ein Stuhl weiter sitzt eine Frau, die ich auf ungefähr zehn Jahre jünger als mich schätze. Wir machen uns bekannt und da das Schicksal uns zu Leidensgenossinnen gemacht hat, duzen wir uns gleich. Das lässt mehr Nähe zu. Sie heißt Karin und hat ihren ersten Behandlungszyklus schon hinter sich. Wir werden aber die nächsten vier Chemos an denselben Tagen verabreicht bekommen, sofern unsere Körper und die Blutwerte es zulassen. Karin ist eine sehr nette Frau, wohnt auch in Rheinhessen und hat ebenfalls drei Kinder. Gemeinsamkeiten, über die wir schnell einen Draht zueinander finden.

Die Kochsalzlösung ist durch. Der Infusor gibt ein entsprechendes Signal und die Assistentin sticht den nächsten Beutel mit der Cortison-Nierenzellschutz-Mischung an. Entzündungssymptome und Nierenschädigung sollen so gering wie möglich gehalten werden. Sie programmiert die Durchflussgeschwindigkeit am Infusor neu.

Aus der Thermoskanne nehme ich das erste Eiswürfelherz und beginne zu lutschen. Geballter Salbeigeschmack breitet sich im Mund und Rachenraum aus. Ich bilde mir sogar ein, frischen Salbei zu riechen. Das nächste Mal muss ich den Tee eindeutig kürzer ziehen lassen und mehr süßen. Um mich abzulenken, betrachte ich die mehrstöckige Fensterfront des gegenüberliegenden Hotels. An manchen Fenstern sind die Vorhänge zugezogen, an anderen offen. In einem Zimmer packt ein Pilot seinen Koffer und setzt seine Kopfbedeckung auf, in einem anderen schlüpft ein Mann in Boxershorts in einen Bademantel. Intimere Beobachtungen bleiben mir erspart. Das zweite Mal an diesem Tag frage ich mich, ob die Menschen dort drüben ahnen, dass sie beobachtet werden. Sicherlich nicht, sonst wären alle Vorhänge zugezogen.

Die leeren Zimmer werden vom Zimmerservice aufgeräumt oder neu hergerichtet. Zu meinem Erstaunen sind es nur Männer in beige-brauner Arbeitskluft. Sie arbeiten sich auf zwei Etagen von den Seiten kommend jeweils zum mittleren Zimmer vor. Es wirkt wie eine einstudierte, genau getaktete Inszenierung. Die Abläufe scheinen sich mit jedem weiteren Raum mehr und mehr zu synchronisieren. Wie bei einem mechanischen Uhrwerk folgt ein Handgriff auf den nächsten. Beinah zeitgleich werden Betten gemacht oder frisch bezogen, Fenster geschlossen, Vorhänge beiseite geschoben, Staub gesaugt und gewischt.

Karin sucht erneut das Gespräch. Ihre Behandlung dauert länger als meine, insgesamt sechs Stunden, da sie eine Mischung aus Chemo- und Immuntherapie bekommt. Ihr Krebs hat sich anders offenbart als meiner. Sie hatte keine »Brustcellulite«, dafür rötete sich ihre Haut innerhalb kurzer

Zeit und begann zu brennen. Sie bekommt eine neoadjuvante Therapie, wie sie mir erklärt. Erst gibt es die Chemo- und Immuntherapie, damit der Tumor sich verkleinert und operabel wird. Dann folgt die OP. Bei mir ist es genau umgekehrt. Jeder Brustkrebs ist anders und wird daher individuell behandelt. Sie erhält die moderne Therapie, meine erscheint dagegen Old School. Hauptsache ist aber, dass sie wirkt.

Der kleine Computer am Infusionsspender unterbricht uns. Die Infusion ist durch und wird abgehängt. Bevor der erste Teil der Chemo läuft, muss ich zehn Minuten warten. Ich stecke mir den zweiten Salbeitee-Eiswürfel in den Mund. Der Geschmack wird nicht besser.

Dann kommt eine knallorange Flüssigkeit dran, die die Assistentin scherzhaft als »Aperol Spritz« bezeichnet. Sie hat auch exakt die gleiche Farbe. Ich mag keinen Aperol – weder oral noch venös verabreicht. Parallel dazu läuft für 60 Minuten auch noch Glucose. Bei dieser ersten Chemogabe bin ich nervös. Im Vorfeld habe ich mir alle möglichen Reaktionen von Übelkeit über Schwindel bis hin zum anaphylaktischen Schock ausgemalt. Ich lehne mich zurück, schließe die Augen und warte auf die Antwort meines Körpers. Die Minuten vergehen. Ich höre in mich hinein, atme tief aus und ein, achte auf meinen Puls. Alles wie gehabt. Keine schnelle Herzfrequenz, gleichmäßiger Atem und klarer Kopf. Ich spüre keinen Unterschied, was mich momentan beruhigt.

Karin wechselt jetzt in die Sparte »Nützliche Tipps«, die die Nebenwirkungen erträglich machen sollen. Im Gegensatz zu mir ist sie bestens vorbereitet. Sie erkennt schon nach den ersten Sätzen, dass ich in dieser Beziehung total unbedarft bin. Vielleicht war es ein Fehler, mich im Vorfeld nicht damit auseinanderzusetzen. Aber ich hatte keine Lust, mir Ratschläge aus dem Internet zu holen. Das Spektrum dort reicht von total deprimierend (extreme Müdigkeit, Unwohlsein, Geschmacksverlust) über verwirrend (Chemodemenz) bis hin zu komplett durchgeknallt (Chemo tötet!). Das soll sie ja auch, natürlich nicht mich, sondern am besten alle Krebszellen.

Diese Statements will ich mir nicht zumuten. Ich habe mich dem bewusst verweigert. Warum soll ich mir in vorauseilendem Gehorsam Gedanken über etwas machen, das womöglich gar nicht eintrifft? Mir reicht es, die Symptome zu behandeln, wenn sie da sind.

Karin ist da anders, sehr gut vorbereitet und sie versorgt mich mit etlichen Hinweisen. Eigentlich will ich gar nicht wissen, dass die Kopfhaut beim Verlust der Haare jucken kann wie verrückt und sich rote, nässende Pusteln bilden können. Gegen die Pusteln hilft angeblich Arnikasalbe. Ich bin da skeptisch. Okay, Arnika ist ein Heilkraut, wird in der Homöopathie verwendet. Es ist aber auch mit Vorsicht zu genießen. Es soll eigentlich nicht auf die offene Haut aufgebracht werden, was aber bei nässenden Pusteln der Fall wäre. Hilfreicher ist da schon ihr Hinweis auf Kältekompressen, die den Juckreiz lindern.

Gut erscheint mir ihr Vorschlag, eine weiche Zahnbürste, eine milde Zahnpasta sowie ein entzündungshemmendes Mundwasser zu kaufen. Zu harte Zahnbürsten lösen Zahnfleischbluten aus. Eine scharfe Zahnpasta irritiert den sich verlierenden Geschmackssinn und das Mundwasser beugt einer Zahnfleischentzündung vor. Zumindest theoretisch. Inwieweit der Mundraum und der Geschmack leiden, ist zum einen von der Art der Chemo wie auch typabhängig. Bei Karin schmeckte alles seit der ersten Chemogabe wie Pappe. Deshalb weicht sie auf süße Softdrinks aus. Die umschwärmen zwar die Geschmackspapillen, wirken sich aber auf längere Sicht negativ auf die Figur aus – wie sie selbst feststellt. Ich kann das nicht beurteilen und lasse es deshalb unkommentiert.

Wir verfallen beide in schläfriges Schweigen, vielleicht liegt es an den Medikamenten, vielleicht haben wir uns auch müde geredet. Ich schaue immer wieder auf den Rhein. Frachtkähne durchpflügen das graue Wasser in Richtung Schweiz oder die Niederlande, während bleierne Wolken über sie hinwegziehen. Ihre gleichmäßigen Bewegungen haben etwas Meditatives, das mich beruhigt.

Die letzten Milliliter des Epirubicin laufen durch. Mir ist jetzt doch etwas blümerant. Was ich weniger auf die Chemo an sich als vielmehr auf Karins wohlgemeinte Ratschläge zurückführe, die mir immer noch durch den Kopf geistern. Ich sehe mich mit Tatsachen konfrontiert, von denen ich nichts wissen will und die ich lange erfolgreich verdrängt habe, mit denen ich mich aber nun unweigerlich auseinandersetzen muss.

Der nächste Beutel mit dem Cyclophosphamid wird angehängt. Ich werfe den fünften Eiswürfel ein und muss würgen. Das Zeug schmeckt von Mal zu Mal ekliger. Ich schaffe es gerade so, ihn zu Ende zu lutschen. Verweigere mich aber weiteren. Von Salbei habe ich momentan definitiv genug. Ob ich jemals wieder beim Italiener Saltimbocca essen kann, ohne dass mir schlecht wird?

Nach einer halben Stunde drückt meine Blase. Ich stehe langsam auf und greife nach dem Infusionsständer. Beim Gehen achte ich darauf, nirgends hängen zu bleiben, damit ich mir die Nadel nicht herausreiße. Jetzt bin ich doch ganz froh, einen Port und zwei freie Hände zu haben. So kann ich leichter manövrieren. Als ich abspüle, ist mein Urin wieder blutrot. Ich bekomme einen Riesenschreck. Habe ich schon wieder eine blutige Zystitis? Oder ist ein Blutgefäß in der Blase geplatzt? Ich versuche mich zu beruhigen, während ich mir ausgiebig die Hände wasche, sie abtrockne und desinfiziere. Beim Hinausgehen fällt mein Blick auf den leeren Plastikbeutel mit Aperol Spritz. Sollte die Einfärbung davon stammen? Ich frage nach.

Die Assistentin lacht. »Ja, es kommt genauso raus, wie es reinläuft. Also nicht schockiert sein!«

Das hätte ich gern im Vorhinein gewusst. Dann wäre mir der Schreck erspart geblieben.

»In einer Dreiviertelstunde sind Sie hier fertig. Sie können also Ihrem Mann Bescheid sagen, dass er Sie bald abholen kann.«

Ich bin erleichtert. Der Vormittag ist deutlich angenehmer verlaufen, als ich befürchtet hatte – sofern eine Chemo als »angenehm« bezeichnet werden kann. Ich fühle mich etwas schwer, aber ansonsten ist mir weder übel noch schwindelig. Ich habe nur etwas Angst vor dem Ziehen der Nadel und hoffe, dass das nicht wehtun wird. Diese Furcht erweist sich dann aber als unbegründet.

Mein Mann bringt mich zum Auto und behandelt mich wie ein rohes Ei. Ich will nicht, dass er denkt, ich wäre geschwächt und beschleunige meine Schritte.

Während der Fahrt schaut er mich immer wieder von der Seite an.

»Es ist alles in Ordnung, mach dir keine Sorgen«, versichere ich ihm.

»Du bist so blass!«

»Das wärst du auch bei all dem Gift, das gerade durch meine Blutgefäße gerauscht ist. Soweit ist alles okay.«

Zuhause ziehe ich Schuhe und Mantel aus und gehe als Erstes ins Wohnzimmer. Der Chemolichterkranz steht auf dem Tisch. Ich zünde die erste Kerze an und setze mich. Die Flamme brennt ruhig, ohne zu flackern. Das Wachs verflüssigt sich und der violette Schimmer bringt Wärme in diesen grauen Tag. Mein Mann kocht Kaffee und stellt mir ein belegtes Brötchen hin. Ich kuschle mich in eine Decke, trinke und esse. Der Kaffee schmeckt etwas anders als sonst, irgendwie metallischer. Auch der Käse erscheint mir etwas fad. Aber beides ist genießbar. Die erste Etappe von sechzehn ist geschafft. Die zweite folgt in drei Wochen – fünf Tage vor Weihnachten.

Nachwirkungen

Am ersten Morgen post Chemo setze ich mich noch vor dem Aufstehen mit meinem Befinden auseinander. In Gedanken gehe ich die Liste möglicher Auswirkungen durch, die mir die Ärztin im Aufklärungsgespräch aufgezählt hat. Klar ist von vornherein, dass ich meine Haare verlieren und über Monate Glatze tragen werde. Ungefähr zu Beginn des letzten Drittels unter Epirubicin und Cyclophosphamid setzt der Haarverlust ein. Das optische Zeichen für die Giftigkeit der Substanzen, die nicht nur die Krebszellen zerstören, sondern auch gesunde Zellen schädigen. Aber noch sitzt die Frisur.

Sie hatte mir einen ganzen Katalog weiterer Nebenwirkungen genannt, die direkt mit der ersten Gabe aber auch erst Wochen, Monate oder Jahre später auftreten könnten. Darunter sind Übelkeit, Erbrechen, Schluckbeschwerden, Erschöpfung und Müdigkeit, Appetitlosigkeit, eventueller Geschmacksverlust, Hautausschlag, Veränderungen der Fuß- und Zehennägel, Störung der Blutbildung, erhöhte Infektanfälligkeit, Herzmuskelschwäche, Schädigung der Eierstöcke. Unter der Gabe von Taxol in den letzten drei Monaten der Therapie können dann womöglich Sensibilitätsstörungen in Händen und Füßen bis hin zum Hand-Fußsyndrom, Konzentrationsschwäche, Beeinträchtigung der Merkfähigkeit hinzukommen. Als Spätfolge kann es zu einer erhöhten Anfälligkeit für Leukämien kommen. Das bereitet mir auf lange Sicht Sorge. Aber das ist die Sorge einer weiter entfernten Zukunft. Ich will erst einmal meine Therapie überleben.

Nach dem Gespräch habe ich mich wie geschreddert gefühlt. Mein Mann hat mich wieder aufgebaut, mir erläutert, dass über alle möglichen Folgen aufgeklärt werden muss, sie aber nicht zwangsläufig eintreten. Hoffentlich behält er recht.

Das alles habe ich die ganze Zeit im Hinterkopf. Zu meiner Überraschung geht es mir wie immer. Vielleicht bin ich ein bisschen schlapper. Aber das kann auch an der Anspannung der letzten Wochen liegen, die jetzt von mir abfällt, da ich nun weiß, wie die Chemotherapie abläuft und ich nicht akut Totalausfälle bekomme.

Auch in den nächsten Tagen ändert sich an meinem Befinden wenig. Die vielbeschworene Müdigkeit – das Fatigue – bleibt aus. Was womöglich auch daran liegt, dass ich jeden Tag raus an die frische Luft gehe und meine Spazierrunde drehe. Mein Immunsystem scheint noch zu funktionieren und ich habe keinerlei Schmerzen.

Eine Woche nach der Chemo wird mir zur Kontrolle Blut abgenommen. Ich habe das große Glück, dass mein Mann das übernimmt und es in der Klinik ausgewertet wird. Das erspart mir die Fahrt in die Arztpraxis. Momentan rollt auf Deutschland gerade eine große Grippewelle zu und ich will jeden unnötigen Fremdkontakt vermeiden. Ein bisschen komme ich mir dabei vor wie eine Diva. Während er mir den Stauschlauch anlegt und mich piekst, kann ich einfach im Bett liegen bleiben.

Mittags ruft er an: »Die Blutwerte sind noch in Ordnung, zeigen aber eine Tendenz nach unten. Das bedeutet noch nichts. Bis zur nächsten Chemo können sie sich wieder erholen.«

Ab jetzt heißt es wöchentliche Kontrolle, um den Negativtrend mit Medikamenten rechtzeitig abzufangen und den Therapieablauf nicht zu gefährden. Theoretisch zumindest. In vier Tagen ist die standesamtliche Hochzeit meiner Tochter. Ein Ereignis, das mich in dunklen Stunden immer wieder aufrichtet, und bei dem ich unbedingt dabei sein will. Die Onkologin hätte gerne einen Tag vorher noch einmal die Blutwerte bestimmt. Ich muss lange reden, um sie zu überzeugen, eine Ausnahme zu machen. Wenn die Leukozyten im Keller sein sollten, war´s das mit der Hochzeit. Dann erhöht sich für mich die Gefahr, mir einen Infekt einzufangen, und ich müsste mich isolieren. Das Risiko gehe ich ein! Ich verspreche ihr, auf Abstand zu bleiben, keine Hände zu schütteln, meine eigenen regelmäßig zu desinfizieren und mir möglichst nicht ins Gesicht zu fassen.

Am Tag der Trauung sind wir eine Stunde zu früh vor Ort. Die Zeit überbrücken wir in einem Café. Mir gegenüber ist ein Spiegel angebracht. So häufig wie in den letzten Wochen habe ich selten in Spiegel geschaut. Sie scheinen mich regelrecht zu verfolgen. Ich wage einen Blick trotz meiner immer noch manifesten Abneigung. Mein dunkelblondes Haar fällt mir dank des Lockenstabs in leichten Wellen bis über die Schultern. Leider nicht mehr lange. Bevor ich wusste, dass ich eine Chemo brauche, war ich noch einmal beim Friseur, um heute gut auszusehen. Die frischen Strähnchen setzen Glanzlichter und peppen meine Haarpracht auf. Unter dem finanziellen Aspekt war das allerdings eine glatte Fehlinvestition. Von dem Geld hätten wir super Essen gehen können.

Doch jetzt bedaure ich es nicht. Man sieht mir die Krankheit noch nicht an. Und das soll auch so sein. Heute bin nicht ich die Hauptfigur, sondern meine Tochter und mein Schwiegersohn. Sie strahlen den ganzen Tag über vor Glück und das gibt mir Kraft. Das Essen im Familien- und Freundeskreis inklusive Großeltern verläuft angenehm. Nach dem Mittagessen gibt es noch Kaffee und Kuchen. Dann brechen wir wieder auf. Hinter uns liegt ein fröhlicher und glücklicher Tag, an dem wir kaum an den Krebs dachten. Das ist in letzter Zeit selten der Fall. Ich schließe diese Erinnerung in mir ein, damit sie jederzeit abrufbar ist, wenn es mir schlecht geht.

Reaktionen

Am Montag nach der Hochzeit zeigt sich, dass meine Blutwerte schlechter geworden sind, auch wenn ich körperlich nichts davon merke. In etwas mehr als einer Woche ist die zweite Chemo fällig. Die negative Tendenz setzt sich in den nächsten beiden Tagen fort. Eine Verschiebung kommt nicht in Frage. Die Zeitspannen während der ersten vier Zyklen müssen unbedingt eingehalten werden. Alles andere käme einer Reduzierung der Dosis gleich und gefährdet den Therapieerfolg.

Um den zu gewährleisten, spritzt mir mein Mann nach Absprache mit der Onkologin Filgrastim. Dieser Wirkstoff regt das Knochenmark zur Blutbildung an. Er wendet es häufig bei Krebspatienten an. Meist seien die Reaktionen darauf überschaubar, versichert er.

Nicht bei mir. Eine halbe Stunde später habe ich das Gefühl, Teile meines Skelettes explodieren. Die Schienbeine, das Becken, die Rippen und der hintere Teil meines Schädels fühlen sich an, als würden sie einen Panzer sprengen, um sich auszudehnen. So muss sich der »Hulk« fühlen, wenn er seine Gestalttransformation durchmacht. Jede Bewegung potenziert den Schmerz, löst Wellen aus, die über mich hereinbrechen. Ein Schweißausbruch folgt auf den nächsten. Selbst das Atmen tut weh.

Mein Mann ist überrascht. Für die nächste Stunde kann ich mich kaum rühren. Eine derart überschießende Reaktion hat er noch nicht erlebt. Ich nehme ein Schmerzmittel, damit es erträglicher wird. Nach drei Stunden ebben die Schübe etwas ab. Ich quäle mich ins Bett. Das Hinlegen löst eine weitere Welle aus. Ich wage es nicht, meine Position zu ändern. Wie soll ich nur diese Nacht überstehen? Zusätzlich werfe ich eine halbe Schlaftablette ein.

Am nächsten Morgen wache ich wie gerädert auf. Insgesamt haben die Schmerzen nachgelassen. Bei leichten Bewegungen bleibe ich verschont. Doch schon beim Hinabgehen der Treppen setzen sie wieder ein. Mein Mann ist bereits in der Klinik und bekommt das zum Glück nicht mit. Ich möchte nicht, dass er sich übermäßig sorgt und sein Mitleid über mir ausschüttet. Ich bemitleide mich schon selbst genug. Im Laufe des Tages bessert es sich insgesamt etwas. Heute verzichte ich auf meinen täglichen Spaziergang. Die Vorstellung, mitten in den Weinbergen zu stehen und womöglich den Nachhauseweg nicht zu schaffen, ängstigt mich.

Abends geht es mir deutlich besser. Aber immer noch nicht gut. In zwei Tagen müssen wir die Sanitärobjekte für das neue Haus aussuchen. Eigentlich hätten wir damit noch etwas Zeit. Doch ich habe auf den frühen Termin gedrängt. Wer weiß, ob ich in zwei Monaten überhaupt in der Lage sein werde, das zu tun. Hoffentlich stehe ich das durch.

Sanitär

Der Vertrag mit unserem Bauunternehmer sieht vor, dass er die Abläufe koordiniert und kontrolliert. Aber drei Gewerke haben wir herausgenommen, für deren Durchführung wir verantwortlich sind: Heizung, Sanitär und Elektro. Seit Jahrzehnten arbeiten wir mit diesen Firmen zusammen und wurden bisher nie enttäuscht. Hoffentlich bleibt es dabei!

Zehn Tage vor Weihnachten sind wir um elf Uhr mit unserem Installateur bei einem Großhändler in der Stadt verabredet. Hier gibt es alles fürs Bad sowie Bodenbeläge für Haus und Garten. Mein Mann und ich waren bereits einmal hier und haben uns vorab informiert. Schon bei diesem Besuch hat uns die Fülle des Materials, das zum Einsatz kommen kann, total erschlagen. Nach zwei Stunden sah jeder Wasserhahn gleich aus, Waschbecken, Toiletten und Fliesen, die uns anfangs gefielen, fanden wir auf einmal nicht mehr schön, und überhaupt verging uns die Lust, uns mit dieser Materie intensiver auseinanderzusetzen. Deshalb sind wir sehr erleichtert, von einem Fachmann begleitet zu werden. Er hat auch einen Beratungstermin mit dem Mitarbeiter seines Vertrauens ausgemacht, so dass uns ein kompetentes Team zur Verfügung steht.

Im Vorfeld hatten wir uns darauf geeinigt, keinen Schnickschnack zu kaufen, sondern uns auf das Notwendige, Praktische, Ergonomische und vor allem finanziell Machbare zu beschränken. Nicht verhandelbar ist die Barrierefreiheit im Hinblick auf das Älterwerden und vor allem auf meine Erkrankung. Die Dusche soll also begehbar sein, Toiletten und Waschbecken in bequemer Höhe angebracht werden. Die Farbe der Sanitärobjekte wird weiß sein. Das macht es uns einfach – dachten wir.

Doch schon beim Notwendigen driften unsere Meinungen auseinander. Ich will eine Badewanne, meinem Mann reicht eine Dusche. Der Einwurf unseres Installateurs, dass eine Badewanne auch eine größere Therme als eine Dusche benötigt und sich somit auch die Heizungsanlage verteuert, bestätigt zwar die Ansicht meines Mannes, ist für mich aber kein Argument. Ein entsprechender Blick meinerseits genügt, um beide zur Besinnung zu bringen.

Der Mitarbeiter scheint solche Diskussionen gewöhnt zu sein und schlägt einen gemeinsamen Rundgang vor, damit wir uns einen Überblick verschaffen. Wir beginnen bei den Toiletten. Mir gefällt eine viereckige besser als eine halbrunde Schüssel. Davon rät uns der nette Mitarbeiter ab. »Bei längerem Sitzen ist eine abgerundete Form angenehmer.«

Ich habe mir noch nie Gedanken darüber gemacht, wie lange meine Verweildauer auf der Toilette ist. Meist benötige ich auch nicht viel Zeit. Anders sieht es bei meinem Mann aus. Er kann es sich schon mal gemütlich machen und dann dauert es.

»Möchten Sie vielleicht einmal Probe sitzen?«, fragt er mich.

Auf keinen Fall. Ich setze mich doch hier nicht coram publico auf eine Toilette! Auch wenn ich dabei nicht die Hosen herunterlasse.

Mein Mann sieht das lockerer, lässt sich tatsächlich nieder. Er rutscht hin und her, beugt sich vor und lehnt sich zurück.

»Das ist wirklich nicht so super bequem«, bemerkt er nach kurzer Zeit. »Wir nehmen eine abgerundete«, entscheidet er. »Für das Gästebad können wir ja eine viereckige kaufen. Das reduziert den Aufenthalt im WC«, meint er augenzwinkernd.

»Wünschen Sie eine Softclose-Automatik?«, fragt der Mitarbeiter, während er den Deckel vorsichtig antippt, der sich daraufhin in Zeitlupe senkt.

»Wie lange funktioniert das denn?«, erkundigt sich mein Mann skeptisch. »Wir haben damit in der Vergangenheit nicht so gute Erfahrungen gemacht. Die Automatik war immer schnell kaputt.«

»Wenn Sie den Deckel nicht jedes Mal fest zuschlagen, hält das recht lange.«

Diese Entscheidung lassen wir noch offen.

»Nun zu den Wasserhähnen«, meint er und dirigiert uns in den entsprechenden Ausstellungsbereich.

Er liegt am anderen Ende des Schauraums. Beim Laufen beginnt mein Knochenmark wieder zu arbeiten. Die Schienbeine, das Becken und die Rippen schmerzen. Ich schwitze und bleibe stehen. »Gib mir einen Moment. Geh bitte vor. Ich komme gleich nach«, flüstere ich meinem Mann zu.

Zum Glück ist nach knapp einer Minute wieder alles okay. Als ich wieder zu ihnen stoße, sehe ich mich mindestens zehn Einhebelmischarmaturen für Waschbecken gegenüber. Glänzende und matte, runde und eckige, mit dickem oder dünnem Hebel.

»Wie ist es mit der Dusche?«, hakt der Firmenmitarbeiter nach.

»Ich will eine Regendusche«, erwidert mein Mann.

»Und ich noch eine Handbrause«, ergänze ich.

»Für was bitte schön brauchen wir eine Handbrause?«

»Wenn ich mich abduschen will, ohne die Haare nass zu machen zum Beispiel. Oder wenn meine Füße vom Barfußlaufen schmutzig sind.«

An seinem Gesichtsausdruck erkenne ich, dass ihm solche Überlegungen absolut fremd sind. Duschen erfolgt nur in Kombination mit einer Haarwäsche.

Der Mitarbeiter sucht noch ein paar Mischbatterien und Brauseköpfe heraus. Sein Handy klingelt. Sich entschuldigend geht er etwas beiseite, um ungestört zu telefonieren. In der Zwischenzeit stellt unser Installateur einige wieder zurück, weil sie das Budget sprengen würden oder sich als nicht ganz so praxistauglich erweisen. Fünf Waschbecken- und drei Brausearmaturen bleiben zur Auswahl.

»Da ich die Badewanne möchte, darfst du jetzt die aussuchen, die dir gefallen«, lächle ich meinen Mann an, wohl wissend, dass er keine Lust hat, das allein zu entscheiden.

Er ist wenig erbaut. Für ihn gibt es keine großen Unterschiede und er entscheidet aus dem Bauch heraus. Mir gefallen sie erstaunlicherweise auch.

Der Mitarbeiter kommt wieder und notiert die Modelle. »Was ist mit der Badewanne?«, meint er. »Möchten Sie eine oder doch nicht?«

»Natürlich!«, erwidere ich. »Nur muss sie ausreichend lang sein!«

»Ich brauche keine«, stellt mein Mann erneut fest. »In meinem ganzen Leben habe ich vielleicht dreimal gebadet!«

Das stimmt nicht ganz, denn Schwarz-Weiß-Fotos aus seiner Kindheit belegen sommerliche Bäder in einer Zinkwanne. Und außerdem erzählt er immer wieder seine Samstagsabends-Badeanekdoten, die er bei seinen Großeltern in den Ferien erlebt hat. Sehr anschaulich schildert er das Vorheizen des Holzofens bereits am Vormittag und das Herbeischleppen des kalten Wassers, um die Temperatur zu regulieren, sobald die Wanne gefüllt war. Rechtzeitig zur Sportschau musste das Bad beendet sein. Der Mythos des Samstagsabendbads ist existent!

Aufgrund meiner Körpergröße ist es nicht einfach, eine passende Wanne zu finden. Meist sind sie zu kurz. Dann ragen entweder meine Knie aus dem Wasser oder es reicht mir nur bis knapp über den Nabel. Wenn diese Körperpartien zu schnell auskühlen, ist der Badespaß nur von kurzer Dauer und von Entspannung kann keine Rede sein kann. Von wegen »Die Wanne ist voll!«

Der Mitarbeiter zeigt uns eine, die seiner Meinung nach passen müsste.

Ich bin skeptisch. »Die sieht aber klein aus.«

»Das täuscht. Sie ist größer, als sie scheint. Testen Sie selbst! Nur so finden Sie die richtige«, fordert er mich auf und reicht mir galant die Hand als Einsteigehilfe.

»Wie? Ich soll jetzt und hier in die Wanne steigen? Mit Schuhen?«

»Ja, trauen Sie sich.«

Ich schaue mich um. Von uns nimmt kaum jemand Notiz. Also setze ich vorsichtig einen Fuß nach dem anderen hinein, gehe in die Knie, umfasse den Rand und tauche wenig elegant in imaginäre Wasserfluten ein. Hoffentlich filmt das keiner und stellt es ins Netz, schießt es mir durch den Kopf.

»So, und nun strecken Sie sich aus und legen den Kopf ab. Augenblick noch, hier ist eine weiche Kopfstütze, die macht es bequemer!«

Ich tue wie geheißen. Trotz ausgestreckter Beine haben meine Füße ausreichend Platz. Über mir leuchtet ein kleiner Sternenhimmel mit dezentem Farbwechsel. Ich lege die Arme auf den Wannenrand und schließe die Augen. Als ich sie wieder öffne, schauen die drei mich an und nicken synchron.

»Sehr schön«, sagt der nette Herr. »Die passt wie angegossen!«

Loriot lässt grüßen. Wenn mein Mann jetzt sagt, »Meine Gattin nimmt nach dem Aufwachen gerne eine Tasse Tee mit etwas Gebäck«, ist der Besuch hier sofort beendet.

Zum Glück hält er den Mund. Aber es zuckt verdächtig um seine Lippen.

Unser pragmatischer Installateur rettet die Situation. »Wie viel Liter gehen da rein?«

Der Mitarbeiter nennt eine Zahl.

»Dann braucht ihr definitiv einen größeren Brauchwasserkessel. Sonst reicht das warme Wasser nicht. Erst recht nicht, wenn eure Kinder zu Besuch kommen und dann auch noch stundenlang duschen wollen.«

Die Wanne wird mir inzwischen zu hart und ich versuche aufzustehen. Gerade als ich mich aufrichte, durchschießt mich wieder eine verdammte Schmerzwelle und zwingt mich in gebeugter Haltung zu verharren. Dabei schwanke ich und merke, wie mein Kreislauf absackt. Jetzt bloß nicht umfallen, denke ich mir. Mein Mann reagiert schnell, hält mich fest und hilft mir langsam heraus.

Der Mitarbeiter hat sich taktvoll abgewendet. Unser Installateur springt in die Bresche. Wir kennen ihn schon ewig und ich habe ihm gesagt, was mit mir los ist. Allein schon im Hinblick auf die Zusammenarbeit während der nächsten Monate. Er soll wissen, dass ich nicht immer zu jeder Zeit verfügbar sein kann.

»Das mit der Wanne muss ja nicht heute entschieden werden. Darüber könnt ihr noch in aller Ruhe nachdenken. Aber das Modell sollten wir vormerken. Am besten wir setzen uns, um das zu bereden«, schlägt er vor und wir kehren zum Schreibtisch zurück.

Dort wird uns ein Kaffee angeboten, den wir sehr gerne annehmen. Der Mitarbeiter stellt die Liste zusammen, die wir gemeinsam durchgehen. Die Wanne ist notiert, aber noch nicht fix. Uns bleiben sechs Wochen zur Entscheidung.

Leise rieselt ...

Über das Wochenende verschwinden die Schmerzschübe und am Montag fühle ich mich wieder fit. Mittwoch steht die nächste Chemo an. Für Dienstag habe ich einen weiteren Termin im Perückenstudio vereinbart. Kein Akt der Verzweiflung, sondern ein Akt der Ratio und des Akzeptierens. Ich will nicht, dass möglicherweise an Weihnachten oder Silvester im Kreis von Familie und Freunden meine Haare vom Kopf zu rieseln beginnen. Dann doch lieber nur der Schnee vom Himmel, obwohl das bei uns im Rhein-Main-Gebiet aus meteorologischer Sicht eher unwahrscheinlich ist.

An diesem Dienstagmorgen stehe ich im Bad vor dem Spiegel und betrachte mich ein letztes Mal mit langen Haaren. Ich zücke das Handy und mache ein Selfie mit meiner bisherigen Wallemähne – obwohl ich Selfies hasse. Ich sehe darauf immer wie Miss Piggy aus. Doch ich will dokumentieren, welche Veränderung mit mir vorgeht. Mit einem Haargummi mache ich mir einen Pferdeschwanz, nehme unsere Frisierschere und schneide ohne lange zu zögern den Zopf ab. Ich lege ihn samt Haargummi in eine Schachtel und verschließe sie. Meine alten Haare hebe ich auf, um sie später mit meinen neuen zu vergleichen, sofern sie denn wachsen. Keine Ahnung, warum mir das wichtig ist, aber im Moment ist mir danach.

Dieser Dezembermorgen ist wieder mal grau und kalt – wie in den letzten acht Wochen. Es scheint, als hätte sich die Sonne verabschiedet. Gefrorener Nebel flockt aus und überzieht die Straßen mit einer glitschigen Schmierschicht. Unter einer Mütze verberge ich das verschnittene Haar. Einzelne Strähnen lugen dennoch unter dem Rand hervor.

Ich starte mein Auto. Beim Drehen des Zündschlüssels ertönt nur ein jämmerlicher Anlassjodler. Das kann doch nicht wahr sein! Ich probiere es weiter. Doch bald schon gibt der Motor keinen Mucks mehr von sich. Verdammter Mist! Warum muss das ausgerechnet jetzt passieren? Den Termin habe ich in 45 Minuten. Wenn ich den verpasse, wird das heute vielleicht nichts mehr mit der Perücke und ich muss rumlaufen wie ein gerupftes Hinkel. Jetzt bereue ich es, so vorschnell meine Haare geopfert zu haben.

Der Bus in die Stadt ist gerade gefahren, der nächste kommt erst in einer Stunde. Das dauert zu lange, und ich will sowieso in Zeiten der Grippewelle als Chemopatientin keine öffentlichen Verkehrsmittel benutzen. Also rufe ich meine Mutter an und bitte sie, mir ihr Auto zu leihen. Ich sage ihr aber nicht, warum ich es so dringend brauche.

Fünfzehn Minuten später ist sie da. Sie sieht sofort, was mit meinem Haar los ist, und besteht darauf, mich zu begleiten. Wirklich überzeugt bin ich nicht von der Idee. Ich wäre lieber allein. Doch die Zeit drängt und vielleicht tut etwas Beistand doch ganz gut.

Mit zwanzigminütiger Verspätung sind wir im Perückenstudio. Das sei kein Problem, versichert mir die Beraterin. Sie müsse nur noch einen Kunden zu Ende bedienen.

Wir nehmen Platz. Wenig später öffnet sich der Vorhang hinter der Theke und sie kommt in Begleitung eines Mannes aus dem dahinter liegenden Raum. Er ist groß und athletisch, trägt die Arbeitskleidung eines Handwerkers und hat volles und, wie mir scheint, echtes Haupthaar. In seiner Hand hält er eine Damenperücke. Das sorgt bei meiner Mutter für eine kurze Irritation. Bei mir nicht. In wenigen Wochen ist Fastnacht und das bedeutet jede Menge Kostüme und Maskierungen. Ich tippe darauf, dass der Mann in einem Männerballetts tanzt, das sich für seinen Auftritt als Frauen verkleidet. Und ich scheine richtig zu liegen. Denn wie ich dem Gespräch entnehme, ist er quasi die Vorhut und wird seine Kumpels vorbei schicken, damit diese sich auch mit einer Langhaarperücke eindecken.

Die Dame, die mich nun berät, ist eine andere als bei meinem ersten Besuch. Ich setze sie kurz ins Bild und bitte sie, mir den Kopf zu scheren. Meine Mutter zuckt bei dieser Vorstellung zusammen, während die Verkäuferin meinem Wunsch nachkommt. Sie bringt mich an einen Frisiertisch, zieht den Vorhang um mich herum zu, um mich vor neugierigen Blicken zu schützen, und setzt den Rasierer an. In fünf Minuten habe ich alles hinter mir. Blonde Strähnen liegen wie gewellte Spaghetti auf dem Boden. Ich ignoriere sie und bin völlig ungerührt. Was sein muss, muss sein. Ich trauere keinen Verlusten nach, die ich nicht ändern kann.

Dann beginnt die Auswahl der Perücke. Meine Wahl fällt auf zwei Modelle. Beide führe ich meiner Mutter vor. Als ich das erste Mal hinter dem Vorhang heraustrete, wischt sie sich verstohlen Tränen aus den Augenwinkeln. Sie findet die Zweitfrisur ganz nett, mehr aber auch nicht. Die nächste Perücke trifft dagegen auf volle Zustimmung. Sie sieht ziemlich natürlich aus, steht mir sehr gut und ist eine Mischung aus Echt- und Kunsthaar. Ohne lange zu überlegen, kaufe ich sie.

Der Preis ist überschaubar, der Perückenständer inklusive. Ich nehme aber noch ein Shampoo und eine Spülung sowie eine Bürste, damit ich sie immer wieder in Form bringen kann. Die Verkäuferin versichert mir, dass sie fachmännisch aufgearbeitet werden kann, sollte sie sich doch einmal abtragen. Ich hoffe, dass ich diesen Service nicht in Anspruch nehmen muss und meine Haare nach Chemo-Ende wieder anfangen zu sprießen, so dass ich spätestens im Herbst keinen Haarersatz mehr benötige.

An der Kasse steht ein Korb mit Käppchen in verschiedenen Stärken und Farben. Ich wähle zwei aus, eines in grau, eines in beige. Sie sollen meine Glatzenwärmer für Zuhause sein, denn wenn ich alleine bin, gehe ich oben ohne!

An diesem Tag mache ich mein zweites Selfie mit Perücke. Ich schicke das Foto an meine engsten Freundinnen mit dem Kommentar »Zweitfrisur«. Ich ernte Zustimmung. Eine

Freundin denkt allerdings, ich hätte einen schicken, neuen Haarschnitt. Ich belasse es dabei, finde es aber gut, dass man auf den ersten Blick nicht sieht, dass es nicht mein Haar ist.

Mein Mann weiß noch nicht, dass ich im Perückenstudio gewesen bin. Ich will seine unmittelbare Reaktion sehen, sobald er nach Hause kommt.

»Na, wie findest du meinen *Hut?*«, frage ich ihn, als er durch die Tür tritt.

Er versteht die Anspielung auf seine Mutter sofort. Sie trug lange Zeit eine Perücke unter modischem Aspekt, noch bevor sie an Krebs erkrankte. Sie war ein Relikt aus den Sechzigern. In dieser Zeit besaß fast jede Dame, die etwas auf sich hielt, mindestens eine, die sie in Notfällen überstülpen konnte, um immer gut frisiert zu sein. Sie behielt ihre bis in die Achtziger und nannte sie immer nur meinen Hut. Als der Krebs dann zurückkam, kaufte sie sich eine neue, die sie dann aber nicht mehr ihren Hut nannte.

Mein Mann lacht. »Schön, dass du deinen Humor bewahrt hast! Die Perücke steht dir übrigens gut. Bitte verstehe mich nicht falsch, aber der Schnitt ist irgendwie flotter als bei deinem echten Haar.«

Ich lasse das unkommentiert und nehme es einfach als ein Kompliment. Über eine neue Frisur hatte ich tatsächlich schon länger nachgedacht, aber nie den Mut aufgebracht, es auch zu tun – bis heute Morgen. Das Leben nimmt einem manchmal einfach die Entscheidungen ab.

»Darf ich dich jetzt mal ohne sehen?«, fragt er vorsichtig.

»Klar«, entgegne ich ihm, fühle mich aber doch etwas unsicher. Langsam ziehe meine Perücke ab.

Er betrachtet mich lange. »Du hast eine schöne Kopfform. Das habe ich vorher gar nicht bemerkt. Darf ich?«, fragt er.

Ich weiß nicht, was er vorhat, nicke aber. Sanft streichelt er mir über den geschorenen Kopf, der noch mit zarten Stoppeln bedeckt ist. Er küsst mich dort, wo früher der Scheitel war.

Diese zärtliche Geste bringt mich zum Heulen. Sie verdeutlicht mir, dass ich momentan keine Kontrolle über mein Leben habe, sondern die Gefangene des Krebses bin. Den ganzen Tag habe ich diesen bewusst herbeigeführten Schritt des Haarescherens als aktive Annahme meines Schicksals gesehen. Jetzt erkenne ich, dass es ein verzweifelter Akt war, um sich gegen das Unausweichliche aufzubäumen. Wenigstens den Zeitpunkt des Verlustes wollte ich selbst bestimmen. Die Vorstellung, morgens aufzuwachen und mein Kopfkissen voller Haare vorzufinden oder sie beim Waschen büschelweise in den Händen zu halten, kann ich nicht ertragen. Das würde mir die Diktatur der Fremdbestimmung brutal vor Augen führen. Dann lieber ein selbstbestimmter Schnitt.

Mein Mann ist über meine Reaktion irritiert. »Habe ich etwas falsch gemacht?«

»Nein, ganz und gar nicht. Es sind nur die Umstände an sich.«

Er hält mich, während ich meinen Tränen freien Lauf lasse.

Verkehrtherum

Unser neues Heim wächst langsam, aber stetig. Und mir kommt der Gedanke, dass ein Haus ein bisschen wie ein Körper ist. Die Mauern sind das Außenskelett und geben ihm die Form. Die Wände unterteilen die Innenfläche in organische Räume. Putz, Tapeten und Fliesen verleihen ihm ein ansprechendes Erscheinungsbild. Die Fenster sind wie Augen auf die Außenwelt gerichtet und lassen Licht und Bilder hinein. Die Elektrik durchzieht als Nervengeflecht das Gebäude, sendet und empfängt Reize. Die Heizung ist das Herzstück und macht durch die Wärmeerzeugung das Haus erst wohnlich. Aber ohne ein Dach als Schutzschild, das Sturm, Regen, Hagel, Sonne, Wärme und Kälte abhält, wäre das Haus nicht bewohnbar.

Und wie es der Zufall so will, bekommt unser Haus sein Dach – genauer gesagt sein versetztes Pultdach –, einen Tag nachdem ich mir meine Perücke gekauft habe. Ich hoffe, es steht ihm genauso gut wie mir mein neuer »Hut«. Die größere Dachfläche ist Richtung Südosten ausgerichtet und wird die Photovoltaikanlage tragen, die uns nicht nur bei schönem Wetter mit Strom versorgt. Wir setzen auf erneuerbare Energie und haben uns für Solarmodule und eine Erdwärmepumpe entschieden. So können wir wenigstens etwas unser Gewissen beruhigen und unseren ökologischen Fußabdruck reduzieren.

Am frühen Nachmittag gehe ich zur Baustelle, um mir einen Überblick über den Fortgang zu machen. Schon von weitem höre ich Hammerschläge auf Holz. Hier unten auf der Straße weht ein frischer Wind, oben in luftiger Höhe dürfte er noch kälter sein. Trotz dicker Mütze zieht es mir durch die Perücke. Das finde ich suboptimal. So komme ich nicht gut durch den Winter. Ich werde eine wärmendere Lösung brauchen.

Vor dem Haus bleibe ich stehen und schaue eine Weile den Zimmerleuten zu. Es ist faszinierend, wie sie behände in luftiger Höhe das Gebälk montieren, ohne auch nur einen Fehltritt zu machen. Jeder Handgriff sitzt. Oder doch nicht? Je länger ich ihnen zusehe, umso mehr bekomme ich den Eindruck, dass das Gebälk nicht auf- sondern abgebaut wird. Das ist mehr als seltsam. Oder irre ich mich?

Einer der Zimmerleute bemerkt mich schließlich. »Sind Sie die Bauherrin?«, ruft er mir zu.

»Ja.«

»Einen Moment bitte. Ich komme zu Ihnen runter.«

Auf dem Dach werden die Arbeiten unterbrochen. Kurze Zeit später steht er neben mir. Wir begrüßen uns, wobei er etwas verlegen wirkt.

»Bauen Sie das Dach wieder ab?«, frage ich.

»Das könnte man so sagen.«

»Aber warum denn?«

»Wir haben einen Fehler gemacht. Vielleicht ist es Ihnen ja schon aufgefallen?«

Dass etwas nicht stimmt, habe ich bemerkt. Aber was es im Detail ist, kann ich nicht sagen.

»Haben Sie das falsche Dach montiert?«

»Nein«, erwidert er zerknirscht. »Das ist schon richtig. Bloß haben wir die Seiten verwechselt. Die größere Fläche zeigt nach Westen statt nach Südosten.«

Wie kann man die Seiten von etwas so Großem wie einem Dach verwechseln? Dafür gibt es doch den Werksplan, denke ich mir.

»Aber das ist nicht so schlimm«, fährt er fort. »Glücklicherweise werden die Balken einfach ineinandergesteckt, ohne dass etwas zurechtgeschnitten werden muss. So können wir es einfach um 180 Grad drehen.«

Ich schaue wieder nach oben. Jetzt erkenne ich, was mich vorhin irritierte. »Wie konnte das denn passieren?«, frage ich nun doch.

Er räuspert sich verlegen. »Wir haben den Plan falsch herum gelegt.«

»Das verstehe ich nicht!«

»Das Papier ist ganz dünn und durchscheinend und irgendwie haben wir die Rückseite als Vorderseite gelesen.«

»Dumm gelaufen!«, denke ich mir, halte aber meinen Mund. Ich will nicht noch Salz in die Wunde streuen. Der Zimmermann ist schon zerknirscht genug.

»Wir haben deswegen bereits mit dem Bauunternehmer telefoniert, ob wir es aus baurechtlichen Gründen so lassen könnten. Er verwies uns an die Architektin und die meinte, dass das zwar aus ihrer Sicht ginge. Allerdings werden die Bauherren ihre Gründe haben, es so auszurichten, wie es auf dem Plan steht. Und deshalb bauen wir es wieder ab. Oder besteht die Möglichkeit, es doch so zu lassen? Das spart uns einen Tag Arbeit«, fragt er hoffnungsvoll.

Ich schüttle den Kopf. »Es geht nicht. Tut mir leid. Auf die größere Fläche sollen die Solarpanecle. Die Anzahl ist genau berechnet und bereits bestellt. Und da keiner von uns den Lauf der Sonne von Osten nach Westen verändern kann, muss das Dach eben gedreht werden.«

»Klar. Da kann man nix machen. Also bauen wir es um.«

Wir verabschieden uns und ich gehe nach Hause. Als ich das abends meinem Mann erzähle, will er die Geschichte erst nicht glauben. Er wird morgen Abend nachschauen, ob die Zimmerleute auch Wort gehalten haben. Gegen das Desaster mit dem Dach war das Aussuchen meiner Perücke ein Kinderspiel.

Ende und Anfang

2017 ist Geschichte. Im Rückblick ist es das Jahr, das mir bisher am meisten abverlangte. Gute Vorsätze habe ich schon lange nicht mehr gefasst. Ich halte sie sowieso nicht durch. Doch für 2018 habe ich einen Vorsatz. Anders als in den Jahren zuvor liegt es aber nur zu einem geringen Bruchteil an mir, ihn zu erreichen. Ich will einfach nur (über-)leben.

Mit andauernder Chemo nehmen die Nebenwirkungen zu, sind aber noch auszuhalten. Mein Immunsystem ist momentan im Keller. Jeder Virus, jedes Bakterium könnte fatale Konsequenzen haben. Die Sorge, dass ich Opfer der Grippe werden könnte, belastet mich. Deshalb isoliere ich mich immer mehr bis hin zu häuslicher Quarantäne und friere weitgehend meine Sozialkontakte ein. Die Kinder dürfen nur zu Besuch kommen, wenn sie keine Erkältungssymptome zeigen und müssen sich die Hände waschen und desinfizieren. Ich meide Körperkontakt, bleibe auf Abstand, obwohl ich hin und wieder gerne in den Arm genommen werden würde. An manchen Tagen fühle ich mich total einsam. An anderen kann ich mir Ablenkung verschaffen. Leicht ist das nicht. Aber ich will meinem Frust nicht nachgeben und zum Spielball meines Krebses werden. Bislang überwiegen Hoffnung und Optimismus. Nicht zuletzt auch deshalb, weil mein Mann, meine Familie und meine Freunde mir durch ihren Zuspruch und Fürsorge Kraft geben. Nie war ich mir mehr bewusst, geliebt zu werden als in dieser Zeit.

Der Haarausfall tritt in die finale Phase ein. Noch zeigt sich ein dunkler Schimmer, doch die kurzen Stoppeln beginnen fürchterlich zu jucken. Das löst Kratzattacken aus, die das Problem eher verschärfen. Kühlpacks bringen nur kurze Linderung, denn sie sind wegen der Kälte nicht lange zu ertragen.

Da ich jetzt tagsüber mehr schlafe, bin ich abends länger wach. Oft sitze ich dann bei Kerzenschimmer allein in unserem Wohnzimmer und betrachte einen Druck von Cyrus Overbeck mit dem Titel *Gutenbergs Traum*. Das Bild hängt über unserem Sofa und zeigt einen grimmig blickenden Gutenberg, dessen Blick hinter den Horizont zu reichen scheint. Ich liebe dieses Bild, beschwört es doch die drei Geister der Vergangenheit, der Gegenwart und der Zukunft, die den Betrachter neben dem Antlitz des Buchdruckers mit ihren Augen zu verfolgen scheinen. In seinem Bart verstecken sich geheimnisvolle Figuren, seine Nase erinnert mich an das Empire State Building. In seinem Kopf scheinen sich Zukunftsvisionen abzuspielen. Und alles badet im feurigen Widerschein des brennenden Mainzer Domes, der im Lauf der Geschichte mehrmals Feuer gefangen hat.

Das Bild übt eine beruhigende Wirkung auf mich aus – trotz dieser verstörenden Details. Zeigt es doch die Höhen und Tiefen des Lebens, die es zu meistern gilt. Dieses Gefühlswirrwarr passt zu meiner Situation. Ich lebe den Augenblick, weiß nicht, ob ich eine Zukunft habe. Zukunft, das ist momentan mein größter Traum.

Ich beschließe, diesen Moment einzufangen. Setze mich vor den Druck und mache drei Selfies mit unterschiedlichen Gesichtsausdrücken in Anlehnung an die drei Geister. Die Fotos sind ganz gut geworden. Vor allem das dritte. Ein schwaches Lächeln liegt um meine Lippen. Verzweiflung lasse ich darauf nicht erkennen, wohl aber Trotz und Zuversicht.

Die Zuversicht hält allerdings an diesem Abend nicht lange an. Denn die Kopfhaut beginnt wieder wie blöd zu jucken. Die Stoppeln müssen endlich weg. Ich gehe ins Bad und tränke einen Wattebausch mit Mizellengesichtswasser. Mit heftig kreisenden Bewegungen rubble ich gegen den Juckreiz an und es hilft sogar ein bisschen. Die Kopfhaut rötet sich und der Bausch verfärbt sich wegen der abgeschrubbten Härchen dunkel. Am nächsten Morgen sind die bearbeiteten Stellen kahl und glänzen wie ein polierter Apfel. In mir wächst allerdings die Befürchtung, dass sich eventuell meine Haarwurzeln durch diesen massiven Eingriff auf immer verabschiedet haben könnten. Die Vorstellung, teilweise haarlos zu bleiben, ist nicht gerade berauschend.

Mein Kopf kühlt nun noch schneller aus. Vor allem beim Schlafen friere ich. Deshalb trage ich nachts das beige Käppchen, das ich mir im Perückenladen gekauft habe. Es ist leicht, drückt nicht und wärmt. Doch irgendwie war die Farbwahl nicht sonderlich glücklich. Form und Farbton verleihen mir das Aussehen eines Fleischwurstzipfels und deshalb nenne ich es scherzhaft mein »Fleischwurstkondom«.

Lachen

Bei der dritten Chemotherapie Anfang Januar ist die Bude brechend voll. Heute ist jeder Stuhl besetzt und sogar die Liege im Arztzimmer wird genutzt, genau wie der Raum, in dem die Infusionen angehängt werden. Die Feiertage und der Jahreswechsel haben bei einigen Patientinnen zu Terminverschiebungen geführt. Die Stimmung ist deshalb ganz anders als sonst.

Bei den ersten beiden Chemos waren wir meist zu viert, im Maximalfall zu fünft in wechselnder Besetzung. Nicht jede bekam Immun- oder Chemotherapie. Manchmal wurde nur eine Dosis Herzeptin verabreicht, was im Schnitt etwas länger als eine Stunde dauert. Da ging es meist ruhig zu. Karin und ich redeten miteinander, aber mit gesenkten Stimmen. Manche Patientinnen beteiligten sich an unserem Gespräch, andere nicht. Sie wollten für sich sein. Hatten entweder Kopfhörer auf, lasen ein Buch oder spielten mit ihrem Handy. Eine der Frauen, die jedes Mal dabei ist, vermittelt mir immer den Eindruck, dass sie während der Infusionen, Achtsamkeitsübungen macht. Gefragt habe ich sie allerdings nie. Sie liegt mit geschlossenen Augen ganz ruhig auf dem Sessel und scheint sich nur auf ihren Atem und ihren Körper zu konzentrieren.

Heute ist es anders. Laut und quirlig, als gäbe es etwas zu feiern. Die anderen Patientinnen kennen sich, tauschen sich über Weihnachten und Silvester aus. Manche schildern ihre Reaktionen auf die letzte Therapie mit allen Höhen und Tiefen. Der Ton ist dabei manchmal traurig-ernst, manchmal aber auch selbstironisch oder gar lustig. Es wird trotz aller Angst, Schmerzen und Hilflosigkeit gelacht. Und ich spüre sehr intensiv, dass ich mit meinem Gefühlschaos nicht alleine bin.

Wir sind Leidensgenossinnen und durchlaufen die gleichen Stationen. Über sie ist der Krebs genauso wie ein Tsunami hereingebrochen wie über mich. Er reißt uns von den Füßen. Wirbelt uns so durcheinander, dass wir manchmal nicht wissen, wo oben und unten ist. Er stiehlt uns die Luft, lässt uns glauben, dass alles aus und unser Leben vorüber wäre. Er friert unsere Gefühle ein, und schafft eine dunkle Leere. Doch in dieser Dunkelheit können wir nicht leben. Sie höhlt uns aus, lässt uns auf Raten krepieren. Wir brauchen einen Lichtschimmer, der uns zeigt, dass es auch noch anderes neben diesen Qualen, dieser furchtbaren Angst gibt.

Zum Beispiel das Lachen. Es ist überaus heilsam, holt uns aus der Depression, verleiht uns für wenige Augenblicke Leichtigkeit und schleudert den Krebs von uns – wenn auch nur kurz.

Ich habe etliche Situationen erlebt, in denen ich mich fragte, ob es angemessen wäre, jetzt zu lachen oder ob es der Krebs verbietet. Ich habe mich für das Lachen entschieden – oftmals in Form von Galgenhumor, trotz oder gerade wegen des Tumors. Es macht mir die schlimme Zeit erträglicher, ohne dabei pietätlos zu sein. Und es ist wichtig für die Genesung, damit du nicht unter dem ganzen Scheiß erstickst.

Dieser Tag lehrt mich, dass ich nicht alleine bin. Andere Frauen empfinden genauso. Die junge, hübsche Mutter, deren Töchter noch im Grundschulalter sind, und die nicht weiß, ob sie deren 18. Geburtstag erleben wird. Die Taxifahrerin, die früher Patienten zu Arztterminen gefahren hat, und heute selbst auf einen Transport angewiesen ist. Die Mittvierzigerin, die nun auch in der anderen Brust Krebs hat, und das Martyrium als Single erneut alleine durchlebt. Die alte Dame, die sich um ihren dementen Mann kümmert, der jetzt in Kurzzeitpflege betreut wird.

An diesem Morgen sitzen wir hier zusammen, manche mit Perücke, Mütze oder Kopftuch, andere »oben ohne«. Die Krankheit vereint uns. Wir sind eine Gemeinschaft und schöpfen Mut aus der Zuversicht der anderen – unser Bollwerk gegen den Krebs.

Nacktmull

Tag 65 der Chemotherapie. Das macht sich bemerkbar. Ich habe inzwischen mehr schlechte als gute Tage. Meine Stimmung geht stetig in den Keller und schafft es kaum noch aus ihm heraus. Das Lachen wird seltener. Ich bin immer häufiger depressiv und verliere die Zuversicht. Die Chemo zehrt, die Blutwerte sind gewohnt schlecht, aber nicht so schlecht, dass ich eine Bluttransfusion bräuchte. Das Medikament zur Blutbildung wirkt nach wie vor zuverlässig und gewohnt schmerzhaft.

Es gibt einsame Momente, in denen ich meinen Tränen freien Lauf lasse. Doch ich zeige diese »Schwäche« weder vor meinem Mann noch vor meinen Kindern. Ich will Zuversicht verbreiten, da passt heulen nicht ins Konzept. Das trage ich allein mit mir aus.

Die Spaziergänge reduzieren sich auf maximal 20 Minuten, in denen ich mehr schleiche als zügig gehe. Auch in der Nase habe ich keine Härchen mehr, die die Luft filtern und vorwärmen könnten. Meine Nasenschleimhaut ist ausgetrocknet und borkig. Das Einatmen bei Kälte schmerzt. Die Nasensalbe zum Befeuchten verschafft immer nur über eine kurze Zeit Linderung. Beim häuslichen Pilates kann ich wegen wachsender Atemnot und abnehmendem Gleichgewichtsempfinden nur noch leichte Übungen machen. Solche, bei denen ich balancieren muss, geraten zum Eiertanz.

Meine Augenbrauen und Wimpern, die meinem Antlitz Charakter verleihen, sind verschwunden. Das Cortison schwemmt mich auf, nimmt meinem Gesicht und auch meinem Körper die Kontur. Die Haut wird fahl, beginnt sich zu verändern, wird trocken und schuppt sich. Im Gesicht zeigen sich Pickel. Morgens beim Aufstehen sind meine Augenränder gerötet, lassen mich aussehen wie eine Säuferin. Die Finger- und Zehennägel beginnen zu splittern, lösen sich aber glücklicherweise noch nicht von ihrem Bett ab. Beim Blick in den Spiegel überkommt mich das heulende Elend. Ich sehe aus wie ein Nacktmull. Dabei ist noch nicht einmal die erste Hälfte der Therapie gelaufen.

An diesem emotionalen Tiefpunkt mache ich zum dritten Mal Selfies von mir. Dazu gehe ich in mein Arbeitszimmer. Ich sitze völlig ungeschminkt, ohne Perücke oder Kappe im fahlen Licht meiner LED-Schreibtischlampe, die gnadenlos jeden Zentimeter meines Gesichtes ausleuchtet und nichts beschönigt. Ich fühle mich nicht nur hässlich, ich bin es auch. Am liebsten würde ich mich ins Bett verkriechen, die Decke über den Kopf ziehen und in Selbstmitleid zerfließen. Das mache ich auch hin und wieder. Heute aber nicht. Kapitulieren ist keine Alternative.

»Jetzt erst recht!«, denke ich und nehme den Kampf wieder auf. Wie Münchhausen würde ich mich bildlich gesprochen gern an den eigenen Haaren aus dem Sumpf ziehen – diese Option entfällt logischerweise aufgrund meiner Kahlköpfigkeit. Dann muss ich mir eben mit kosmetischen Mitteln behelfen. Ich schminke mich und trage ein Make-up auf, das gut abdeckt, ohne meine Haut zu reizen. Eine Empfehlung meiner Hautärztin. Darüber kommt noch mattierender Puder, der auch die Rötung der Nasenlöcher überdeckt. Dann zeichne ich mir mit einem pudrigen hellbraunen Augenbrauenstift die Brauen nach und betone mit einem Kajal die wimpernlosen Lidränder. Lidschatten in einem Nude-Ton lenken von den roten Augen ab. Goldbraunes Rouge bringt Farbe auf meine prallen Wangen. Auf Lippenstift verzichte ich, den trage ich sowieso nur äußerst selten. Zu guter Letzt stülpe ich mir die Perücke über und rücke sie zurecht, bis die Frisur sitzt.

Wieder fotografiere ich mich und lächle dabei. Das Ergebnis ist verblüffend. Dank des kosmetischen Aufhübschens sehe ich beinahe wie eine Frau aus. Eine Augenbraue ist etwas nach oben gerutscht, was mir einen leicht spöttischen Ausdruck verleiht. Ich lasse es so. Ganz bewusst. Nobody is perfect. Perfekt zu sein, ist auch gar nicht meine Absicht. Ich will mir nur etwas meines früheren Ichs bewahren. Meine Laune hebt sich. Allerdings muss ich darauf achten, mir nicht durchs Gesicht zu reiben, sonst zerbricht die ganze Fassade und der Nacktmull tritt wieder zu Tage.

Broken Heart

Als kleines Kind habe ich gerne Märchen gehört. Meine Urgroßmutter vertraute auf die Brüder Grimm, mein Vater
dachte sich spannende, aber weniger grausame Geschichten
aus. Mich faszinierten gleichermaßen die Facetten menschli-
cher Gefühle sowie die Abgründe, die sich hinter scheinbar
harmlosen Fassaden auftun – ein gewisser Gruselfaktor inbe-
griffen. Meist wurden sie mir beim Zubettgehen erzählt, was
mich aber nicht am Einschlafen hinderte. Später, als ich die
Märchen selbst lesen konnte, wurde mir klar, dass mir meine
Urgroßmutter meist eine zensierte, kindgerechte Light-Versi-
on darbot. Die trotzdem nachwirkte.

Denn plötzlich war ich davon überzeugt, dass der böse
Wolf unter meinem Bett wohnt, und zuschnappen wird, sobald ich den Fuß unter der Decke hervorstrecke. Erzählt habe
ich davon niemandem, aber ich habe mich auch nicht getraut
nachzusehen, ob Isegrim dort tatsächlich Quartier bezogen
hat. Irgendwann verlor sich diese Furcht, nicht zuletzt, weil
ich morgens noch lebte, obwohl meine Beine nicht mehr zu-
gedeckt waren.

Was ich mir aber nie vorstellen konnte: Dass ein Mensch
an gebrochenem Herzen stirbt, wie es in manchen Geschichten heißt. Heute weiß ich, dass das kein Märchen ist. Es gibt
tatsächlich das »Broken Heart-Syndrome«. Wörtlich übersetzt
bedeutet das »Gebrochenes Herz-Syndrom«. Das klingt etwas
sperrig, erklärt aber die Todesursache recht zutreffend. Dabei
handelt es sich um eine Stress-Kardiomyopathie, die zugege-
benermaßen recht selten ist, aber akut einsetzt, und die Funkti-
on des Herzmuskels stört. Auslöser können emotionaler oder
körperlicher Stress sein, was die entsprechenden Hormone im
Blut belegen. Die Betroffenen zeigen Symptome eines Herz-
infarktes. Im akuten Stadium kann das lebensbedrohlich sein.
Wird es aber rechtzeitig erkannt, ist die Prognose günstig. Nie

hätte ich gedacht, dass dieses Krankheitsbild einmal für mich von Bedeutung sein könnte.

Heute hatte ich endlich die letzte der vier schweren Chemos. Die verbliebene violette Kerze des Chemolichterkranzes brennt. Nach diesen zwölf kräftezehrenden Wochen gelange ich an meine physischen Grenzen. Psychisch bin ich einigermaßen stabil. Noch. Die Angst vor dem Tod steht derzeit nicht im Vordergrund, sondern der Kampf gegen den Feind in meinem Körper, der meinen Alltag stetig beschwerlicher werden lässt.

Mir ist dank der Medikamente weiterhin weder übel noch habe ich Schmerzen. Aber ich liege schlapp, müde und erschöpft in meinen Sessel. Im Kamin brennt ein Feuer und wärmt mir die Füße auf dem Hocker. Zusätzlich habe ich mich in eine Decke eingewickelt, weil mich immer wieder kleine Gänsehautschauer überrollen. Die Augen kann ich kaum offenhalten, aber ins Bett will ich noch nicht. Wenn ich mich jetzt schlafen lege, bin ich spätestens um drei oder vier Uhr wach. Diese Stunden vor dem Morgengrauen sind zäh, zwingen mich zum Nachdenken. Und das kann ich nicht gebrauchen. Ich will alles Belastende ausblenden, von Tag zu Tag leben, die Dinge nehmen, wie sie kommen, ohne lange zu grübeln. Das stabilisiert mich, hilft mir das »Was wäre, wenn ...« zu verdrängen. Ich bin erst bereit, mich mit meiner Zukunft auseinanderzusetzen, wenn ich weiß, dass ich überhaupt eine habe. Ansonsten drehe ich mich wie ein Perpetuum mobile um meine eigene Achse, gefangen in dem Kreislauf der Angst. Das Ausblenden als probates Mittel des Überlebens ist mir bisher ganz gut gelungen. So gut, dass mir entgangen ist, wie sich mein Mann fühlt.

Obwohl meine Augen immer wieder zufallen, spüre ich seine Blicke auf mir ruhen. »Du bist echt k.o. und wirkst total durchscheinend. So fertig hast du in den letzten drei Monaten noch nie ausgesehen.«

Danke für das »Kompliment«, sowas hört eine Frau doch

gern. Ich weiß, dass er sich um mich sorgt, nur das Beste für mich will. Aber ich möchte mich durch den Krebs nicht entmenschlichen lassen und zu seinem Sorgenobjekt werden. Bisher hat er mir ohne Wenn und Aber beigestanden, war immer für mich da, hat die Einschränkungen in unserem Alltag akzeptiert und seine Bedürfnisse auf Eis gelegt. Das tut nicht jeder. Es gibt Menschen, die kommen nicht damit klar, dass ihr Partner plötzlich nicht nur anders aussieht, sondern die Krankheit ihn insgesamt zu einem anderen Menschen macht.

Trotzig richte ich mich auf, schaue ihn lange an. Jetzt erst bemerke ich, wie still und nachdenklich er geworden ist. Seine Haut ist fahl und er hat abgenommen. In den letzten Tagen misst er sich ständig Blutdruck, was er sonst nie getan hat.

Das alles ist mir entgangen, weil ich zu sehr auf mich konzentriert war. Jetzt bin ich besorgt, fürchte um seine Gesundheit. »Was ist mit dir?«

Er druckst herum. Irgendwann kommt er endlich auf den Punkt. »Mein Herz stolpert seit einiger Zeit. Ich habe das Gefühl, dass meine Brust zu eng ist. Nachts wache ich mit Herzrasen auf. Ich war bei unserem Hausarzt und er hat ein Belastungs-EKG gemacht. Es gab ein paar Extrasystolen. Deshalb hat er mich zum Kardiologen überwiesen. Morgen früh habe ich den Termin.«

Ich bin wie vor den Kopf gestoßen. Mein Mann ist praktisch nie krank, geht nur im absoluten Notfall zum Arzt – so wie Ärzte das meistens tun. Und nun fühlt er sich schlecht, und ich habe absolut nichts gemerkt. Hat er seinen Kummer in sich reingefressen, während ich ihn mit meinen Ängsten und Sorgen überhäuft habe? Im Rückblick erscheint mir das egoistisch. Ich war nur auf mich fokussiert, ohne an ihn zu denken. Mein Krebs hat mich blind für ihn gemacht. Das hätte einfach nicht passieren dürfen.

Diese Erkenntnis bringt jetzt kurz mein Herz aus dem Takt. Die Vorstellung, dass ihm etwas zustoßen könnte, schnürt mir die Kehle zu. In den letzten Monaten war er mein Halt, nahm mir alles ab, so weit er es konnte. Tröstete mich, richtete mich auf, machte Mut und sprach von unserer Zukunft, an die ich immer noch nicht so wirklich glaube, von dem neuen Haus, in das wir bald einziehen. Auch das kann ich mir momentan nicht vorstellen.

Wie so oft beschwichtigt er. »Es ist bestimmt nichts, nur der Stress. Mein Blutdruck ist normal. Trotzdem will ich das abklären lassen.«

In dieser Nacht taste ich immer wieder nach seinem Körper, höre, ob er noch atmet und schlafe erst ein, als er am Morgen aufsteht.

Am Abend hat er ein Langzeit-EKG anhängen, das über 24 Stunden seine Herzschläge misst. Die Auswertungen beim Hausarzt ergeben zwei Tage später jede Menge Aussetzer und eine erhöhte Frequenz. Kein Wunder, dass er das Gefühl hat, sein Herz schlägt bis zum Hals. Weitere Untersuchungen folgen. Das Herzszintigramm gibt schließlich Entwarnung. Die wahrscheinlichste Ursache ist die momentane Stresssituation. Das nimmt uns etwas den Druck. Doch wie lässt sich dieser Stress reduzieren? Einfach ignorieren? Weitermachen wie bisher? Sich ablenken?

Wenige Tage nach der Diagnose ebben seine Beschwerden ab. Das Blutdruckmessgerät lasse ich in der Schublade, messe nur noch, wenn er nicht da ist. Er erholt sich, kann wieder schlafen. Ich atme auf. Der Teufelskreis scheint durchbrochen. Auch wenn es ihm jetzt besser geht, begleitet mich die Sorge um ihn, sobald er das Haus verlässt.

Monate später, meine Therapie ist längst abgeschlossen, fällt mir das Deutsche Ärzte-Blatt in die Hände. Die Grafik eines gebrochenen Herzens ziert das Titelbild, darunter prangt der Aufmacher »Broken Heart-Syndrome, die unterschätzte Gefahr«. Das Bild spricht für sich. Den Artikel muss ich nicht lesen. Ich bin froh, dass wir diese Gefahr überstanden haben.

Partnerschaft

Mir bleiben knapp drei Wochen, bis Teil Zwei der Chemotherapie startet und die wöchentliche Gabe von Paclitaxel beginnt. Diese Zeit benötige ich auch, um mich zu erholen. Das hätte ich anfangs nicht gedacht. Nach dem ersten Chemozyklus erschienen mir die drei Wochen Pause viel zu lang und ich wünsche, die Taktung wäre kürzer. Mittlerweile sind diese Unterbrechungen gerade so ausreichend.

Viel kann ich momentan nicht machen, dafür bin ich zu schwach. Trotzdem versuche ich meinen Tagesablauf Struktur zu geben, um nicht komplett zum Couchpotatoe zu werden. Die therapiefreien Tage laufen meist nach demselben Muster ab: Aufstehen, Gymnastik, Körperpflege, Schminken, Zeitunglesen, etwas Hausarbeit, einen Happen um die Mittagszeit, Ausruhen, ein kurzer Spaziergang. Das klingt nach wenig. Aber weil alles länger dauert, sich mein Körper wie in Zeitlupe bewegt, mein Kreislauf ganz gern in den Keller sackt, ist es viel für mich.

Habe ich Leerlauf, schaue ich häufiger fern. Im Moment läuft im privaten Fernsehen »Fixer, Upper« eine amerikanische TV-Sendung, in der Häuser für die neuen Besitzer umgebaut und auf Vordermann gebracht werden. Ich nehme mir die einzelnen Folgen auf, damit ich die Werbung oder Sequenzen vorspulen kann, die mich langweilen. Die Sendung gibt mir interessante Impulse für die Einrichtung unseres neuen Hauses.

Abends koche ich fast immer. Das tue ich gern, denn es entspannt mich. Ich probiere neue Rezepte aus Kochsendungen aus, die mal mehr, mal weniger schmecken. So erweitert sich mein Spektrum. Nur mit dem Abschmecken klappt das nicht so. Ich versalze manche Gerichte, da mein Geschmackssinn beeinträchtigt ist. Um etwas zu schmecken, brauche ich trotz Gewürzen und Kräutern eine erhöhte Dosis, was sich leider auch in meinem Blutbild bemerkbar macht. Natrium- und

Chloridwerte sind zu hoch, das bedeutet Menge reduzieren. Nachdem mein Mann sich mehrmals beschwert hat, salzt sich jeder sein Essen ab jetzt selbst.

Ablenkung ist wichtig, sonst grüble ich nur über meine Zukunft, über die anstehenden Veränderungen in meinem, respektive unserem Leben. Denn so ein Krebs frisst sich nicht nur in dich. Er frisst sich in deine Familie, deinen Partner, deine Kinder, deine Freunde und Bekannte.

Er verändert nicht nur deinen Körper, sondern auch die Psyche, deine Emotionen, zwischenmenschliche Beziehungen und die eigene Wahrnehmung. Nicht jeder kommt damit klar. Zuallererst musst du selbst damit klarkommen, dann mit deinem Partner. Aber immer wieder baut sich die Angst wie eine Wand vor mir auf. Mehrmals am Tag durchzuckt mich die Furcht. Und ich frage mich nicht zum ersten und auch nicht zum letzten Mal: »Wie geht es weiter? Stirbst du? Oder lebst du?«

Damit aber nicht genug. Die Angst ergreift immer mehr Besitz von mir, obwohl ich sie zurückzudrängen versuche. Ich würde es gern mit Douglas Adams: »Don't Panic« halten, oder mit Udo Lindenberg »Keine Panik auf der Titanic«. Denn hin und wieder fühle ich mich wie kurz vor dem Untergang, unter dir nichts als ein eiskalter Abgrund, dann spüre ich nackte Angst, sogar Todesangst. Wer Todesangst nie erlebt hat, kann sie nicht nachvollziehen. Das ist ein einzigartiges Gefühl, nicht unbedingt im positiven Sinne. Aber sie prägt. Sie macht mir klar, dass es diese Grenze zwischen Tod und Leben wirklich gibt und keine Mär ist. Verdrängen nützt nichts. Diese Grenze zu akzeptieren, ist schwer. Sie zu überschreiten immer tödlich. Aber auch das ist Teil unseres Selbst. Wir lernen den Wert des Lebens erst im Angesicht des Todes zu schätzen. Wenn wir ihm von der Schippe springen können, steigt dieser Wert.

Dadurch ist mein Leben ein anderes geworden. Vielschichtiger, aber auch irgendwie einfacher und gelassener. Ich setze ab jetzt meine Prioritäten anders. Dinge, über die ich mich vorher aufregte, relativieren sich. Ein bisschen hat die Angst momentan ihren Schrecken verloren, da ich sie auf vielfältige Weise erlebt, vor allem aber bisher überlebt habe. Der Tod limitiert nun mal das Leben. Der Rest, der dir davonbleibt, ist zu kostbar ist, um es in Furcht zu vergeuden.

Das ist ein hoher Anspruch an dich selbst, den nicht jeder von sich einfordert, und ihm vielleicht auch nicht gewachsen ist. Doch wenn du deine Endlichkeit akzeptierst, bist du mit dir im Reinen, kannst die Kostbarkeit deiner Einzigartigkeit wahrnehmen.

Auch für deinen Partner bedeutet die Krebsdiagnose, dass sein Leben auf den Kopf gestellt wird. Er leidet mit. Weiß vielleicht nicht, wie er damit umgehen soll. Fühlt sich angesichts deines Leids hilflos. Nicht jeder geht das offensiv an und sucht das Gespräch. Vielleicht aus Furcht, etwas Falsches zu sagen, den anderen zu verletzen. Vielleicht schlicht aus Feigheit vor den eigenen Gefühlen. Es ist aber nicht nur das psychische Moment, das eine Beziehung belastet. Es ist auch die Veränderung des bekannten Körpers der Partnerin durch die OP, die Bestrahlung, die Chemo. Alles, was vertraut war, ist nun anders. Berührungen, die früher liebkosten, können plötzlich als unangenehm empfunden werden, weil die Narbe schmerzt oder die Brust nicht mehr vorhanden ist.

Aus Nähe wird Distanz. Diese zu überwinden, ist nicht leicht. Das braucht Willensstärke und Feingefühl. Je länger man wartet, die Herausforderung anzunehmen, umso schwerer ist es, den Weg zueinander und miteinander zu finden. Manche Männer wenden sich ab, weil sie überfordert sind oder das Bild der Frau, mit der sie bisher zusammenlebten, zerstört ist. Auch Frauen kommen mit dieser Veränderung nicht klar. Ihr Selbstverständnis und ihre Selbstwahrnehmung leiden, sie fühlen sich hässlich, wollen sich so nicht mehr zeigen, nicht mehr anfassen lassen. Das ist das Schlimme am Brustkrebs. Er geht weit über das Körperliche hinaus, erfasst dein gesamtes Ich und prägt die Beziehung zu anderen.

Socks on the Rocks

Die ersten drei Chemos mit Paclitaxel liegen inzwischen hinter mir. Das Gute daran ist, dass jede Infusion statt vier Stunden jeweils nur zweieinhalb Stunden läuft. Eine deutliche Zeitersparnis. Das Schlechte daran ist, dass Chemos auf Taxolbasis dazu neigen, die Nerven anzugreifen, sowohl psychisch als auch physisch. Das äußert sich in verstärkter Kälte- und Hitzeempfindlichkeit, dem nachlassenden Empfinden in Füßen und Händen. Feinere Strukturen sind nicht mehr tastbar. Die Propriorezeptoren in den Füßen werden geschädigt, so dass du den Boden nicht mehr richtig wahrnimmst. Das wiederum wirkt sich auf den Gleichgewichtssinn und damit die Körperbalance aus.

Auch ich bleibe davon nicht verschont. Mit jeder Chemo wird es schwieriger, auf einem Bein zu stehen, schließlich sogar unmöglich. Trotzdem versuche ich meinen Gleichgewichtssinn zu trainieren. Ein Kampf gegen Windmühlen! Schon ein Ausfallschritt stellt mich vor eine große Herausforderung. Ich wackle dabei wie ein Entenhintern. Bei längeren Strecken habe ich das Gefühl, statt geradeaus zu gehen, einen langgezogenen Bogen nach rechts einzuschlagen. Meine größte Sorge ist, die Treppe hinunter zu fallen, wenn ich allein zuhause bin, mich dabei zu verletzen und stundenlang unentdeckt zu bleiben. Mein Mann übernimmt in dieser Zeit den Gang in den Keller – wenigstens ein positiver Nebeneffekt der Chemo.

Mental bin ich immer noch nicht bereit, mit krassen Nebenwirkungen konfrontiert zu werden. Ich fürchte mich auch vor einem ausgeprägten Hand-Fuß-Syndrom. In dieser Phase ziehe ich eine Vogel-Strauß-Politik vor und will weder etwas von geröteten, juckenden Handinnenflächen und Fußsohlen noch von sich ablösenden Nägeln hören. Doch ich kann dem nicht entrinnen. Eine meiner Mitchemopatientinnen leidet darunter. Ihre Fingerkuppen sind komplett gefühlstaub und sie hat keine Kraft mehr in den Händen. So flutschen ihr Gläser oder Geschirr einfach durch die Finger und zerspringen am Boden. Das stresst und kann zu Verletzungen führen. Auch der Geschirrschwund muss früher oder später ausgeglichen werden. Was wiederum etwas schwierig ist, wenn du Menschenmengen meiden sollst, und so etwas wie Teller, Schüsseln und Tassen nicht gern im Internet kaufst.

Mir bleibt das glücklicherweise erspart. Ich zeige nur milde Symptome. Keine Rötung, keine Hautschuppung, keine Schmerzen. Aber die Nägel leiden. An den Fingern zeigen sich nach ein paar Wochen leichte Einkerbungen, die erst nach Monaten herauswachsen. Unter dem linken großen Zehnagel bildet sich nach einem Spaziergang eine Blutblase, die ihn violett verfärbt und lange suppt. (Es dauert länger als ein Jahr, bis sich das wieder normalisiert.)

Um die Nervenschädigungen so gering wie möglich zu halten, nehme ich auf den Rat meiner Onkologin hin einen Vitamin B-Komplex ein. Seine Wirkung ist wissenschaftlich zwar nicht bewiesen, aber so habe ich wenigstens das Gefühl, den Nebenwirkungen etwas entgegenzusetzen, anstatt sie einfach nur erdulden zu müssen.

Dankenswerterweise stellt die onkologische Praxis ihren Patientinnen während der gesamten Chemozeit kühlende Füßlinge und Handschuhe zur Verfügung. Sie sind strahlend blau, vergleichbar mit den Warm-Kaltkompressen, kommen direkt aus dem Tiefkühler, haben unsympathische Vier Grad Celsius. Diese Temperatur halten sie über einen erstaunlich langen Zeitraum. Kurz vor Gabe des Taxols sollen die Patientinnen sie überziehen. Sinn des Ganzen ist, dass sich durch das Herunterkühlen die Blutgefäße zusammenziehen und so die Zirkulation verlangsamt wird. Dadurch sollen die empfindlichen Rezeptoren in Händen und Füßen weniger durch das Gift geschädigt werden.

Soweit die Theorie. Beim ersten Mal befolge ich den ärztlichen Rat und schlüpfe gleich zu Beginn hinein. Nach einer beschämend kurzen Zeit ertrage ich die Kälte nicht mehr, streife sie ab und lege meine Hände und Füße einfach nur darauf, wobei ich die Hände regelmäßig wende. Erst nach knapp dreißig Minuten ziehe ich sie dann doch über.

Eine Freundin hat mir extra dicke Wollsocken gestrickt, die farblich erstaunlich gut mit den Kältepacks harmonieren, meine ganz privaten »Socks on the Rocks«. Leider haben sie der Kälte nicht wirklich etwas entgegenzusetzen. Aber sie sehen hübsch aus.

Ergänzend zu den »Socks on the Rocks« trage ich immer meine Stützstrümpfe – allerdings weniger wegen der Temperatur als vielmehr, um den Blutfluss zusätzlich zu verlangsamen. Ich erhoffe mir durch die Kompression einen Vorteil. Ob das tatsächlich hilft, lässt sich genauso wenig belegen wie eine mögliche Wirkung des Vitamins B. Aber Tatsache ist, dass die Nebenwirkungen bei mir nicht allzu drastisch ausfallen und ich nach Therapieende meine Sensibilität in Händen und Füßen wiedererlange. Nur die Nägel brauchen ewig, um wieder gesund auszusehen.

Ein halbes Jahr zu spät kommt für mich das neu aufgenommene Patientinnenangebot der Kältehaube. Die muss eine gewisse Zeit vor und auch nach der Behandlung auf dem Kopf bleiben, um den Verlust der Haare so gering wie möglich zu halten. Ob ich sie überhaupt in Anspruch genommen hätte, weiß ich nicht. Nach den Erfahrungen mit den Kältepacks für Hände und Füße und vor allem gegen den haarausfallbedingten Juckreiz löst allein die Vorstellung, meinen Kopf auf Beinahgefriertemperatur zu bringen, eine Gänsehaut aus. Ich kann schon nicht auf Eis beißen. Das zieht bis in die Kiefernhöhlen. Eine Kühlhaube über zwei oder mehr Stunden zu tragen, hätte mir nur Kopfschmerzen beschert. Und das Ganze kostet zudem extra und wird nicht von der Kasse bezahlt. Ich bin jetzt zwar kahlköpfig, habe aber so die Chance auf eine neue Frisur.

Spliss

Es ist um die Mittagszeit. Ich lümmle mich vor dem Fernseher und schalte mich durch die Mittagsprogramme. Kochrezepte, Tipps zum Flecken entfernen, Do it yourself-Anregungen zum Upcyclen, Vorschläge für saisonale Dekoration wechseln sich ab mit Neuigkeiten aus der Welt der Stars und Sternchen, die schon gestern im Nachmittagsprogramm durchgekaut wurden.

Irgendwie muss ich den Tag aber hinter mich bringen. Länger als zwei, drei Minuten vermag mich momentan nichts gedanklich oder körperlich zu fesseln. Mir fehlt es an Energie, Kraft, Konzentration und Ausdauer. Bei einem Boulevardmagazin bleibe ich schließlich doch hängen.

Die Moderatorin mit blonder Löwenmähne will von den Zuschauerinnen wissen, ob sie Spliss haben. Dabei stößt ihre Zunge ganz leicht an ihre Zähne. Normalerweise fällt das kaum auf, aber die drei »S« haben so ihre Tücken. Spliss ist im Augenblick definitiv mein geringstes Problem. Wo kein Haar, da kein Spliss!

Schon folgt die nächste Frage: »Wenn ja, wissen Sie, unter welcher Form Sie leiden? Nein? Das erfahren Sie im nächsten Beitrag. Bleiben Sie also dran. Nach einer kurzen Werbepause geht es weiter.«

Da ich in Splissangelegenheiten nicht auf dem neuesten Stand bin, beschließe ich dranzubleiben. Man weiß ja nie, wie sich die Haarsituation auf meinem Kopf entwickelt. Da heißt es, gut vorbereitet zu sein. Prompt folgt eine Reklame für Shampoo samt Conditioner gegen Haarbruch. Die Werbung schalte ich auf stumm. In der Zwischenzeit koche ich mir einen Ingwertee. Sein pfeffriger Geschmack wird mich wärmen. Der Honig wirkt antibakteriell.

Das Thema »Spliss« erinnert mich an meine Schulzeit. Ich war auf einer reinen Mädchenschule, bei den »Englischen

Fräuleins« – wie die Mainzer sie nannten. Kosmetische und modische Probleme hatten einen mädchentypischen, nicht zu vernachlässigenden Stellenwert. Denn in Sichtweite befand sich eine reine Jungenschule und trotz der räumlichen Trennung begegneten sich die Geschlechter auf dem Schulweg – und später in der Oberstufe auch während der Pausen. Die Maria-Ward-Schule liegt am Ballplatz, der bald schon wegen der gemischtgeschlechtlichen Begegnungen den Spitznamen »Balzplatz« bekam. Daran hat sich bis heute nichts geändert.

Der Konkurrenzkampf unter den Mädels war hart. Wer make-up-, frisur- und kleidungstechnisch nicht mithalten konnte, war außen vor. Spitze Bemerkungen in deine Richtung wie: »Oh Gott, ist die Jeans etwa von C&A?« oder »Wer ist denn dein Friseur? Nicht, dass ich da aus Versehen hingehe«, machten klar: Du bist absolut nicht angesagt! Eine frühe, aber noch relativ milde Form des Mobbings.

Die Sendung geht weiter. Ich schalte den Ton wieder ein, kuschle mich in die Decke und umfasse die Teetasse. Die häufigste Form von Spliss ist anscheinend die Wünschelrute. Wie der Name nahelegt, sind die Haarspitzen auf Zentimeterlänge gespalten. Aber kein Grund zur Panik: Die Haare sind noch zu retten, allerdings nur mit der passenden Pflege. Hier ploppt die kurze Einblendung eines empfehlenswerten Produktes auf.

Ich denke erneut an meine Schulzeit. Während langweiliger Stunden drehten wir Schülerinnen in Ermangelung eines Smartphones dünne Haarsträhnen zwischen den Fingern und begutachteten deren Spitzen. Jetzt weiß ich, dass ich damals »Wünschelruten-Spliss« hatte.

Dann gibt es noch die Mini-Wünschelrute. Die ist im Prinzip fast dasselbe wie die Wünschelrute, nur dass der Haarbruch noch nicht so weit entfernt in der Vergangenheit liegt. Wieder erfolgt eine entsprechende Produktplatzierung – die zieht sich übrigens durch den gesamten Beitrag.

Ich korrigiere meine Feststellung von eben. Bei mir war es eher die Miniwünschelrute.

Die Kerze ist der Vorläufer der Wünschelrutenfraktion. Die Haarspitze erinnert an einen Docht, ein Hinweis darauf, dass die äußere Schuppenschicht stark angegriffen ist. Die so Betroffene kann jedoch aufatmen: Mit dem richtigen Pflegeprodukt ist das alles in den Griff zu bekommen. Einblendung!

Als nächstes folgt der Dreizack. Wie der Name schon sagt, sind hier die Spitzen nicht nur gespalten, sondern gedrittelt. Ein massiver Schaden, der auf Feuchtigkeitsmangel durch Hitze oder häufiges Färben hinweist. Von nun an hilft nur noch der Friseur. Schnipp, schnapp, Haare ab. Dieses Mal keine Einblendung.

Die fünfte Form ist der Tannenbaum. Auch hier erübrigt sich eine Erklärung, wenn eine gewisse bildliche Vorstellungskraft vorhanden ist. Ausgelöst wird dieses Phänomen durch die Verkettung fataler Handlungen wie Färben, Glätteisen und – ich staune – eine erhöhte UV-Einstrahlung wie bei einem längeren Urlaub am Meer. Diese Splissform hätte ich damals gerne gehabt.

Urlaub am Meer war für meine Eltern, Schwester und mich in den Siebzigern weit, weit weg und unbezahlbar. Bei uns stand die Pfalz oder im günstigsten Fall Kärnten auf dem Programm. Viele meiner Klassenkameradinnen verschlug es in südlichere Regionen. Nach dem Sommerurlaub mussten sie unbedingt als Erstes wegen eines Splissschnittes zum Friseur gehen, sonst waren sie nicht vorzeigbar. Die Sonne war einfach zu brutal zu ihren Haaren gewesen.

Den Abschluss macht der Knoten. Besonders Menschen mit gelocktem Haar leiden darunter. Eigentlich ist das kein richtiger Spliss, doch stellt der Knoten eine mögliche Sollbruchstelle dar. Hier bedarf es außer einem guten Pflegeprodukt (Einblendung) vor allem einer guten Bürste, die die Keratinschicht schont.

Diese Infoflut reicht mir. Ich schalte aus und beschließe, lieber zu lesen. Knoten im Haar wären mir bedeutend lieber gewesen als ein Knoten in der Brust. Denen hätte man mit der Frisierschere zu Leibe rücken können und nicht mit einem Skalpell, schießt es mir durch den Kopf, während ich mir über die Glatze streiche. Frisierschere brauche ich momentan allerdings auch nicht. Aber ich könnte mein Haupt mal wieder eincremen. Es schuppt.

Elektro

Es ist Ende Februar. Der kälteste Tag des Jahres 2018. So novembertrist sich das Jahr 2017 verabschiedet hat, so grau hat 2018 begonnen. Ich bin mit dem Elektriker in unserem Rohbau verabredet, um Lampenauslässe, Steckdosen, die Schalter für den Elektroantrieb der Rollläden sowie weitere Anschlüsse festzulegen. Im Haus ist es trotz der bereits eingebauten dreifach verglasten Fenster eiskalt. Wenn wenigstens die Sonne schiene und den Eindruck von Wärme vermittelten würde, wäre es für mich zumindest mental erträglicher.

Dafür ist der Elektriker gut gelaunt. Er ist so alt wie mein ältester Sohn und trägt den gleichen Vornamen. Ihn scheint so schnell nichts aus der Ruhe zu bringen und er beweist eine Engelsgeduld. Das ist gut, denn so fühle ich mich durch ihn nicht unter Druck gesetzt, möglichst schnell fertig zu werden – auch wenn die Kälte der limitierende Faktor sein wird.

Mein Mann will ebenfalls dazu kommen, hat aber schon angekündigt, dass es wahrscheinlich später wird. Also bin ich erst einmal auf mich allein gestellt.

Ich bin eingepackt wie ein Inuit, trage die schicken Chemosocken und Handschuhe. Über der Perücke sitzt die dickste Mütze, die ich habe. Sie ist aus Filz und hat hervorragende wärmedämmende Eigenschaften. Das ist gut! Sonst hätte ich auch ziemlich schnell eine kalte Platte.

Um keine unnötige Zeit zu vergeuden, haben mein Mann und ich auf dem Bauplan im Vorfeld bereits die Positionen markiert. Wir sind x-Mal durchgegangen, wo welche Steckdose in welchem Abstand sitzen soll. Auch wo die Lichtschalter platziert werden sollen, wissen wir genau. Theoretisch. In der Praxis erweist sich das dann doch etwas schwieriger.

Wir beginnen im Keller. Ich bin ganz stolz, an eine Taschenlampe gedacht zu haben, da zwei der drei Räume nur durch Lichtschächte erhellt werden. Leider entpuppt sie sich als

Funzel, deren Lichtstrahl nicht tiefer als bis in die Zimmer-
mitte vordringt. Dafür hat der Elektriker einen Scheinwerfer
dabei, der die hinterste Ecke flutet.

Bereits im ersten Raum taucht die Frage auf: Ist die Tür
rechts oder links angeschlagen? Zwar habe ich den Bauplan
mit unseren Markierungen dabei. Doch wie sich jetzt herausstellt, nutzt er nur bedingt.

»Den Werkplan haben Sie nicht mitgebracht?«, fragt mich
der Elektriker.

Mist! Der ist nur auf meinem PC gespeichert, weil ich aus
Umweltschutzgründen Papier sparen wollte. Ich dachte mir,
dass die Handwerker sich den bestimmt selbst ausdrucken,
weil der ihnen als Vorlage dient. Ein Fehler, wie sich herausstellt. Der Elektriker hat ihn auch nicht parat. Und wie sich
jetzt zeigt, hat der Werkplan durchaus seinen Sinn. Dort sind
nämlich alle Maße inklusive Türanschläge vermerkt. Ich ver
lasse mich auf meine Logik – oder ist es doch eher weibliche
Intuition? – und simuliere pantomimisch, wie sich die jeweili-
ge Tür öffnen könnte. Der Elektriker stimmt mir zu, »auch er
würde den Türanschlag an dieser Seite machen«. Das beruhigt
mich.

Ab jetzt mach ich das so bei jedem neuen Raum, den wir
betreten. Zum Glück fällt mir noch rechtzeitig ein, dass unsere Türen nicht nur 2,10 Meter hoch sind, sondern auch einen
Meter breit. Das bedeutet einen größeren Radius. Demnach
müssen die Lampenauslässe in entsprechendem Abstand von
der Türöffnung sein.

Trotz der guten Vorbereitung kommen wir nur langsam
voran. Nach über einer Stunde haben wir noch nicht einmal
die Hälfte geschafft. Meine Hände und Füße sind jetzt schon
deutlich kälter ist als während der Taxolbehandlungen. Ich
habe das Gefühl, dass mir Finger und Zehen bald abfallen.

Endlich kommt mein Mann. Ich hoffe, dass es jetzt schneller geht, da er meist entschlussfreudiger ist als ich. Doch weit

gefehlt. Erst gehen wir zusammen nochmals die bereits bearbeiteten Räume ab, damit er sich einen Überblick verschafft. Dann folgen in den noch ausstehenden Zimmern kleinere Diskussionen. Nach einer weiteren Stunde sind wir endlich im Obergeschoss. Ich spüre meine Füße kaum noch, die Hände sind kältesteif und mein kahler Schädel gleicht einer Eiskugel.

Der Elektriker scheint keinen Zeitdruck zu haben. Ihm macht auch die Temperatur nichts aus. Er geht mit einem Gleichmut, der schon fast an Stoizismus grenzt, durch die Zimmer. Geduldig hört er zu, wiegt das Für und Wider ab und macht kluge Verbesserungsvorschläge. Eine Strategie, die bei uns zieht. Mein Mann versucht, sich durch auf der Stelle trippeln warmzuhalten. Bei mir hilft das nichts mehr.

Nach weiteren dreißig Minuten streiche ich die Segel. Es sind jetzt nur noch die Anschlüsse auf dem Balkon, der Terrasse, im Garten und der Garage festzulegen. Das können die beiden Männer unter sich ausmachen. Ich verabschiede mich und stelze nach Hause. Mich überkommt nicht zum ersten Mal die Erkenntnis, dass ich für kalte Klimazonen nicht geschaffen bin.

Zum Glück habe ich den Heizkamin vorbereitet, den ich anfeuere, noch bevor ich meine Jacke ausgezogen habe. Der Kamin ist ein älteres Modell, bei dem sich die Scheibe nicht automatisch absenkt, sondern geöffnet bleibt, wenn man das will. So verbreitet sich die Wärme rasch. Mit einer Tasse Tee setze ich mich davor und lege meine Füße auf einen Schemel in Höhe des Feuers. Nach einer kleinen Ewigkeit spüre ich wieder meine Zehen und Finger. Mein Mann kommt knapp eine halbe Stunde später. Seine Nase leuchtet rot wie bei Rudolf, the rednose Reindeer. Wir gehen nochmal die Räume durch und sind der Ansicht, alles richtig gemacht zu haben.

Doch unsere Annahme erweist sich als trügerisch. Ich habe in zwei Fällen falsch entschieden. Aber das stellt sich erst Wochen später heraus, nachdem die Türen eingebaut sind. Zwei

Schalter müssen nachträglich umgesetzt werden, da sie auf der falschen Seite sitzen. Einer davon ist der neben der Haustüre. Wenn wir von draußen kommend das Licht im Eingang anschalten wollten, müssten wir dazu um die Türe herumgehen. Absolut nicht praktikabel. Da die Wände bereits verputzt sind, heißt das Schlitze klopfen, Kabel verlegen, verspachteln, trocknen lassen und einen neuen Schalter setzen. Die falschen lassen wir, wo sie sind. Das ist billiger, als sie wegzumachen.

Mein Mann kommentiert meine Fehlentscheidung mit einer gehörigen Portion Sarkasmus und lässt auch nach unserem Einzug diesbezüglich hämische Bemerkungen fallen. Erst ein halbes Jahr später stellen wir fest, dass es keinen Strom auf der Terrasse gibt. Ein Versäumnis seinerseits. Er hat die Steckdosen einfach vergessen, die nun nachträglich auf Putz gesetzt werden müssen. Was nicht gerade toll aussieht. Mein Augenblick des Triumphs ist gekommen, den ich genüsslich auskoste und als ausgleichende Gerechtigkeit empfinde.

Igelball und Bohnenbad

Nach über fünfzig Jahren habe ich meinen Zehen Namen gegeben. Sie sind nicht mehr einfach nur der »große Onkel« oder der »kleine Zeh« und schon gar nicht mehr Nr. 2, 3 oder 4. Sie heißen jetzt nach Urlaubsländern, in denen ich schon einmal gewesen bin.

Das mutet vielleicht etwas seltsam an, doch so will ich meinen Kopf auf Trab halten. Während meiner Therapie stolpere ich immer wieder über den Begriff »Chemo-Demenz«. Sobald eine meiner Mitpatientinnen während eines Gesprächs den Faden verliert oder sie sich nicht mehr an bestimmte Dinge erinnern kann, konstatiert sie das mit: »Tja, die Chemo-Demenz«. Mir war dieses Phänomen bis dato unbekannt. Und erklären kann ich mir das auch nicht. Denn angeblich überschreiten die Chemotherapeutika nicht die Blut-Hirn-Schranke. Wie also kann es dann zu solchen Erinnerungslücken kommen?

Durch Zufall stieß ich auf einen Artikel in der Tageszeitung, in dem ein Mediziner genau das thematisierte. Seiner Annahme nach ist diese Art der Vergesslichkeit wohl eher auf das traumatisierende Erlebnis der Krebserkrankung zurückzuführen. In dem Vergessen sieht er eine Art Schutzmechanismus, um Psyche und Gehirn zu entlasten, da beide mit der Auseinandersetzung der Krankheit schon genug zu tun haben. Demnach ist diese »Demenz« ein Symptom für ein Posttraumatisches Belastungssyndrom.

Vielleicht stimmt diese Theorie, vielleicht auch nicht. Bisher haben sich bei mir erfreulicherweise noch keine Gedächtnislücken aufgetan. Meine Erinnerungen an alle möglichen Ereignisse sind nach wie vor glasklar. Vor allem gerade auch an die besonders peinlichen Momente, die ich liebend gern von meiner Gehirnfestplatte gelöscht hätte. Trotzdem will ich einer möglichen Demenz entgegenwirken.

Wie sagt doch der Lateiner: »Mens sana in corpore sano.« Nun ist mein Körper nicht gesund, sondern krank. Da aufgrund meiner voranschreitenden Schlappheit, der zunehmenden Atemnot und der Knochenschmerzen meine sportlichen Aktivitäten ausfallen, kann ich meinen Körper nicht wirklich fordern. Meinen Geist halte ich dagegen für fit und das soll auch gefälligst so bleiben. Deshalb erfinde ich so kleine Denkspiele wie das mit meinen Zehen.

Um dem Taxol-bedingten Missempfinden in den Händen und Füßen entgegenzuwirken, habe ich zwei »Trainingsgeräte«: einen rosafarbenen festen Igelball, den ich zwischen den Händen oder auch unter den Fußsohlen knete, sowie eine kleine Wanne mit getrockneten Hülsenfrüchten. In letzterer »bade« ich morgens und abends meine Füße.

Für dieses Bad sind längst nicht alle Hülsenfrüchte geeignet. Linsen sind eher subotpimal, wie ich im Selbsttest herausgefunden habe. Die sind zu klein und schlüpfen ganz gerne unter die Zehennägel, vor allem wenn diese sich aus dem Nagelbett abheben. Sie heraus zu pulen ist nicht ganz einfach, erst recht nicht, wenn das Gefühl in deinen Fingern flöten geht, und du aufgrund des fortschreitenden Alters eine Lesehilfe benötigst, und es mit dem Nachvornebeugen auch nicht mehr so funktioniert.

Bohnen und Erbsen erweisen sich dagegen als optimal. Ihre unterschiedliche Form und Größe stimulieren die Rezeptoren – genau wie die Noppen des Igelballs. Da das Bohnenbad per se langweilig ist, und ich nicht unentwegt fernsehen will, kommen jetzt die Namen für die Zehen ins Spiel.

Ich versenke die Füße bis auf den Grund und hebe die Zehen abwechselnd an, was meist nicht klappt, denn vor allem die mittleren sind einzeln kaum zu bewegen. Das Ganze kommentiere ich mit Sprüchen wie »Südafrika (rechter, großer Zeh) ist wieder aus den Fluten des Atlantiks aufgetaucht« oder »Der kleine Costa Rica (linker, großer Zeh) möchte aus dem Bällebad abgeholt werden« oder »Die Kontrahenten Frankreich und Österreich (Zeh 2 und 3 rechts) kämpfen um den Vorsitz in der EU«, »Großbritannien (linker, kleiner Zeh) strebt den Brexit an, was die EU verhindern möchte«. Die EU stellt mich vor die größte Herausforderung, gilt es doch, mehrere Zehen gleichzeitig anzuheben. Ich vergebe dann auch Punkte: einen fürs Anheben, zwei für den richtigen Namen und drei für die Haltung.

An das Bad schließen sich Gleichgewichtsübungen an, unter anderem auf dem Wackelkissen. Ich stelle mir dabei verschiedene Untergründe vor wie bei einem Barfußpfad: Steine, Rindenmulch, Sand. Dabei muss etwas zum Festhalten in Greifweite sein, sonst brauche ich es gar nicht zu versuchen. Ich kann meist nur zwei, drei Sekunden die Balance halten. Tippe ich dann aber mit einem Finger gegen die Wand oder lege die Hand auf die Rückenlehne eines Stuhls, funktioniert das deutlich besser.

Die Balancescheibe hilft mir auf längere Sicht sehr gut. Das Bälle-Bad-Zehen-Spiel erscheint mir dagegen kindisch. Aber es sind gerade diese kleinen Momente der Leichtigkeit, die die Langeweile, und das erzwungene Nichtstun durchbrechen, damit sie sich nicht immer weiter ausbreiten wie ein stetig wachsendes Pilzgeflecht.

Antihormonelle Therapie

Mit der Chemo bin ich endlich durch! Eigentlich müsste ich jubeln. Aber mir ist nicht wirklich danach. Mein Körper hat keine zwölf, sondern nur zehn Zyklen mit Paclitaxel ertragen können – dafür aber zwei Wochen länger gebraucht als errechnet. Meine Blutwerte spielen einfach nicht mehr mit. Da helfen auch zig Liter Hühnerbrühe, die angeblich die Blutbildung anregt, nichts. Trotz selbstgekochtem Biohuhn, frischem Gemüse und der Zugabe von Ingwer zeigte sich absolut kein positiver Effekt. Jede Blutentnahme endet mit einer Enttäuschung und der Gewissheit, wieder die Horrorspritze ertragen zu müssen. Ich habe so viel Hühnerbrühe auf Vorrat gekocht, dass ich mehrere Portionen eingefroren habe. Über die kalten Monate kommt mein Mann in den Genuss, eine wärmende Suppe essen zu können. Er liebt selbstgekochte Hühnerbrühe, ich kann sie auf Jahre hinaus nicht mehr sehen.

Schließlich hat sogar meine Onkologin eingesehen, dass jede weitere Taxolgabe meinen Organismus vor eine Riesenherausforderung gestellt hätte, der er einfach nicht gewachsen ist. Etwas Lebensqualität muss trotz Krebs erhalten bleiben.

Morgen steht das Abschlussgespräch an. Die nächsten fünf, besser noch sieben Jahre, soll ich eine antihormonelle Therapie mit einem Aromatasehemmer durchziehen. Diese Hemmer unterdrücken das Schlüsselenzym, das für die Entstehung der weiblichen Geschlechtshormone notwendig ist, und senken so den Östrogenspiegel (Zitat Aufklärungsbogen). Ich werde also medikamentös für viele Jahre entweiblicht. Keine angenehme Vorstellung.

In dieser Nacht hält sich der Schlaf von mir fern. Ich wälze mich hin und her, stehe irgendwann auf und mache prompt einen Fehler, den ich bisher gemieden habe. Ich frage »Dr.« Google. Diese Recherche kostet mich fast meine restliche Nachtruhe. Durch die Einnahme von Aromatasehemmern können folgende Nebenwirkungen auftreten: Hitzewallungen, Kopfschmerzen, Schwindel, Ödeme, Gelenk-/Muskel-/Knochenschmerzen, Osteoporose, Veränderungen im Labor (Blutbild, Fette, Leber), allergische Reaktionen, Hautveränderungen, Stimmungsschwankungen wie Depression oder Angstzustände, Gewichtsschwankungen, Schlafstörungen, Augenprobleme, Bluthochdruck, Thrombose/Embolie, Diarrhoe/Obstipation, dünnes Haar bis hin zu Haarausfall, Ausfluss, Scheidentrockenheit und Fatigue.

Ich bin entsetzt und durchlebe erneut ein Trauma. Hoffentlich löst das jetzt keine akute »Chemo-Demenz« aus.

Haarverlust? Gerade wenn sich so etwas ein Flaum abzeichnet, ist das bald wieder Vergangenheit?

Blutbildveränderungen? Meine Leukozyten sind sowieso schon seit der Chemo deutlich unter der unteren Grenze und werden es wohl den Rest meines Lebens bleiben.

Müdigkeit und Antriebsschwäche? Davon hatte ich in den letzten Wochen genug.

Erhöhte Leberwerte? Darf ich zeitlebens nie wieder einen Schluck Wein trinken?

Befindlichkeitsstörungen? Meine Befindlichkeit ist seit über einem halben Jahr gestört. Die soll endlich wieder intakt kommen.

Gelenk-, Knochen- und Muskelschmerzen? Sollten die so schlimm werden wie unter dem blutbildenden Medikament, werde ich die Therapie sofort abbrechen.

Das sind alles keine guten Aussichten. Meine Zuversicht schwindet, macht der Frustration Platz. Jetzt, da ich schon down bin, kann ich auch den Rest noch lesen. Unter »Erfolgsaussichten« findet sich der niederschmetternde Satz: »Die Erfolgsaussichten hängen von verschiedenen Faktoren ab, insbesondere von der Art des Tumors ... Der Erfolg der Behandlung (Heilung, Lebensverlängerung) ist daher nicht zu garantieren.«

Das haut mich endgültig um. So brutal klar habe ich mir das noch nicht gemacht. Ich war bisher ganz gut im Verdrängen. Doch jetzt frage ich mich: Warum dann die Chemo? Warum dann überhaupt Bestrahlung?

Ich versuche, vernünftig zu denken. Rufe mir die Gespräche mit meinen Ärzten in Erinnerung, die mir viel Hoffnung gemacht haben. Die Therapie besteht aus verschiedenen Bausteinen, die ineinandergreifen. Die Chemo hat mir rein statistisch einen Benefit von elf Prozent verschafft, was meine Zehnjahresüberlebenschance ohne Metastasen auf 75 Prozent erhöht. 75 Prozent sind aber keine 100.

Auch die Bestrahlung soll zu einem längeren Leben beitragen. Wie groß ihr Anteil ist, fällt mir nicht mehr ein. Hoffentlich bewahrheitet sich das. Der Aromatasehemmer wird den Tumor hormonell aushungern – vorausgesetzt, dieser macht keinen Gendrift und bleibt hormonsensibel. Das sind viele Unwägbarkeiten. Auf das Leben gibt es aber nun mal keine Garantie.

Ich versuche doch noch etwas Schlaf abzubekommen und dämmere tatsächlich für zwei Stunden ein. Völlig zermürbt erscheine ich am nächsten Morgen zum Abschlussgespräch. Die Onkologin klärt mich über sämtliche Nebenwirkungen auf, was ziemlich lange dauert. Die Hinweise sind praktisch identisch mit denen von der Medizinerseite im Internet. Sie gibt mir dann auch noch Ernährungstipps mit. Ich soll Kreuzblütler essen. Dazu gehören unter anderem Blumenkohl, Grünkohl, Kohlrabi, Weißkohl, Spitzkohl, Rotkohl, Wirsing, Rosenkohl, Chinakohl, Pak Choi. Aber auch Raps, Kresse, Rettich, Meerrettich und Senf. Das Gemüse und die Kräuter esse ich gern. Doch Meerrettich und Senf gehen gar nicht. Meerrettich ertrage ich allein schon wegen seines Geruchs nicht. Und dass ich Senf verabscheue, ist die Schuld meines Vaters. Als ich ein Kind war, musste er oft wochenlang weg. Wenn er dann nach Hause kam, habe ich mich wahnsinnig gefreut. Er hat sich dann immer einen Spaß mit mir erlaubt und seine Lippen mit Senf bestrichen, bevor er mir einen Kuss gab. Er fand es total witzig, ich komplett eklig, und daran hat sich bis heute nichts geändert.

Die Ärztin macht mir zum Abschied Mut, lobt mich sogar, weil ich mit der Chemo »so vorbildlich« umgegangen bin. Und denkt, dass ich das bestimmt auch mit den Aromatasehemmern tun werde.

Wenn sie sich da mal nicht täuscht.

Fliesen

In wenigen Wochen wollen wir einziehen. Die Fliesen haben wir bereits ausgesucht. Was nicht ganz einfach war. Ich habe mich beim Blättern in Einrichtungszeitschriften in 60 x 60 cm große, quadratische Fliesen in mittelgrauer Betonoptik verliebt. Sie wirken nicht nur edel, man sieht auch kaum den Staub. Mein Mann findet Grau nicht so gut, weil es in seinen Augen eine Modefarbe ist und gefühlt jeder im Moment dazu tendiert. Damit ich meinen Willen bekomme, werde ich einen Kompromiss eingehen müssen. Mein Mann kann die Fliesen für den Keller aussuchen, ich die für die Küche, die Treppe und den Flur, die Badfliesen wählen wir dann zusammen aus.

An einem Samstagmorgen Mitte Mai haben wir eine Verabredung mit dem Fliesenleger. Der Mann ist eine echte Charaktertype mit Halbglatze und Pferdeschwanz. Er erinnert mich an den Comicbuchverkäufer bei den Simpsons und spricht in breitem Rheinhessisch mit Alzeyer Einschlag. Auch wenn ich seit meiner Kindheit in diesem Landstrich lebe, verstehe ich nicht jeden Begriff, den der Fliesenleger benutzt. Mein Mann, dessen Großeltern in der Nähe von Alzey geboren sind und gelebt haben, übersetzt und die Kommunikation läuft.

Das Aussuchen gestaltet sich schwieriger als erwartet. Mein Mann hat sich schnell für Kellerfliesen entschieden. Sie sind beige – per se eine neutrale Farbe. Doch ich bilde mir ein, dass das Beige einen leichten Stich ins Grüne hat. Was mir gar nicht gefällt. Mein Mann sieht das nicht so. Vielleicht liegt es ja auch an dem künstlichen Licht im Laden. Nicht zum ersten Mal stehen wir beide kurz vor einer Diskussion über unser unterschiedliches Farbempfinden. Darauf habe ich allerdings jetzt keine Lust. Der Inhaber ist so freundlich, eine Fliese nach draußen zu bringen. In kluger Voraussicht oder wohl eher aufgrund weitreichender Berufserfahrung nimmt er gleich noch zwei weitere in Beige mit und legt alle drei nebeneinander auf das Pflaster. Im Tageslicht wirken sie anders als drinnen. Mein Mann zögert. Ihm gefällt seine erste Wahl jetzt doch nicht mehr. Aber er gibt nicht zu, dass die Fliese tatsächlich leicht grünlich schimmert. Er entscheidet sich für eine der beiden, die der Fliesenleger ausgesucht hat. Damit kann ich leben.

Jetzt geht es an die Betonoptik. Uns werden gleich mehrere Fächer mit entsprechenden Mustern gezeigt. Mir wird klar, dass Grau nicht gleich Grau ist – wie übrigens schon Loriot in Ödipussi anmerkt. Da gibt es deutliche Abweichungen von grünlich (schon wieder) über bläulich bis hin zu einem leichten Rosé-Ton. Ich suche drei aus, die ich wieder im Tageslicht begutachten will. Die Fliesen sind bleischwer und bevor ich mich entscheide, macht der Fliesenleger klar, dass das Verlegen aufgrund der Größe und des Gewichts teurer ist. Das ist mir egal, denn ich will unbedingt dieses Format. So ganz überzeugt bin ich von den Farbtönen allerdings nicht. Weitere Fliesen werden ins Freie geholt. Die Sonne heizt inzwischen das Hofpflaster auf. Wir schwitzen und ich würde gerne die Perücke abnehmen und den Kopf abtrocknen. Stattdessen konzentriere ich mich auf die Fliesen. Trotz der Hitze will ich mich nicht drängen lassen. Die Entscheidung fällt mir schwer. Wenn der Boden gelegt ist und es mir nicht gefällt, ärgere ich mich die nächsten Jahre darüber. Schließlich treffe ich meine Wahl und entscheide mich für ein marmoriertes Betongrau ohne irgendwelche Beitöne.

Jetzt fehlen nur noch die Platten für das Bad. Sie sollen möglichst schlicht sein, denn ich möchte die Wand an der Stirnseite hinter der Badewanne mit einer Mustertapete tapezieren lassen. Mein Mann will schwarze Fliesen für den Boden und weiße für die Wände. Aber auch hier ist weiß nicht gleich weiß. Wieder brauchen wir Zeit für die Entscheidung. Mit dem Bodenbelag bin ich nicht so glücklich. Schwarz zieht den Staub geradezu an. Doch ich lasse mich darauf ein – Kompromisse müssen eben hin und wieder sein.

Rückschläge und gute Neuigkeiten

Mein Körper beginnt sich allmählich zu regenerieren. Im Großen und Ganzen habe ich das Gefühl, dass es aufwärts geht, auch wenn die Bestrahlung noch ansteht. Trotzdem bleiben Rückschläge nicht aus.

Ich bekomme immer wieder spontan Nasenbluten, das kaum zu stillen ist. Deshalb habe ich mir in der Apotheke blutstillende Watte gekauft, die ich immer bei mir habe. Sie sieht wie ein gepresster, flacher Tampon aus und wird bei Bedarf in die Nase gesteckt. Ein Inhaltsstoff sorgt dafür, dass das Blut gerinnt. Das sieht ziemlich blöd aus und behindert die Atmung, weil die Watte auf doppelte Größe anschwellen kann. Aber es hilft und ist allemal besser als mit blutender Nase durch die Gegend zu laufen.

Vorgestern bin ich ohne Vorwarnung zusammengeklappt. Urplötzlich habe ich das Gefühl in meinen Beinen verloren. Ehe ich reagieren und mich irgendwo festhalten konnte, lag ich auf dem Boden. Verletzt habe ich mich dabei nicht, aber extrem hilflos gefühlt. Fünf Minuten später war wieder alles okay. Dennoch bin ich beunruhigt und habe meine Ärztin angerufen. Sie meint, es könne eine Spätfolge der Chemotherapie sein. Solle es allerdings noch einmal vorkommen, sei ein Schädel-MRT angebracht. Wirklich beruhigend klingt das nicht. Im Hinterkopf klopft mal wieder die Furcht an. Meine Schwiegermutter hatte im Endstadium ihrer Brustkrebserkrankungen Hirnmetastasen mit ähnlichen Ausfällen wie ich. Eigentlich halte ich das bei mir für unwahrscheinlich, denn ich hatte keine positiven Lymphknoten, aber ganz ausschließen lässt es sich auch nicht. Und wenn sich so ein Gedanke festsetzt, nagt er an dir. Da hilft es nur bedingt, dass mein Mann das ebenfalls für unwahrscheinlich hält.

Ich versuche mich abzulenken, indem ich so weitermache wie bisher. Krebspatienten wird geraten, mindestens zwei bis drei Stunden Sport pro Woche machen. Das stärkt das Immunsystem und ist gut für die Psyche. Ich mache mein individuelles, abgespecktes Pilatesprogramm und versuche zu walken, auch wenn ich das Tempo von früher längst noch nicht erreicht habe. Sport zu machen, kostet mich jedes Mal große Überwindung. Doch hinterher fühle ich mich deutlich besser. Wegen meiner Gleichgewichtsprobleme traue ich mich noch nicht mit dem Fahrrad auf die Straße. Deshalb habe ich mir ein Ergometer gekauft. Er steht in einem der alten Kinderzimmer mit Blick auf das Feld. Aus der alten Stereoanlage meines Sohnes dröhnt Musik, während ich in die Pedale trete. Wenn ich mich überanstrenge, wird mir schwindelig. Also lasse ich es langsam angehen und starte mit beschämend niedrigen fünfzig Watt. Nach zehn Minuten erhöhe ich auf sechzig, dann auf fünfundsechzig. Zu mehr reichen weder meine Puste noch meine Muskelkraft. Fünf Minuten später folgt der Cool down.

Nach jedem Training rieche ich an meinen Achseln. Der unangenehme Duft ist seit der OP und der Entfernung des Tumors nicht wieder aufgetreten. Was mich sehr erleichtert. Für mich ist klar, dass der Krebs in meinen Zellstoffwechsel eingegriffen hatte, und seine eigenen Ausdünstungen produzierte. Einerseits bin ich froh, dass ich über eine Art Frühwarnsystem verfüge. Andererseits muss ich aufpassen, es nicht zu übertreiben und bei jedem Schwitzen zu kontrollieren, ob sich der Geruch ändert.

Heute Abend haben sich mein Sohn und meine Schwiegertochter angemeldet. Sie besuchen Freunde und wollen kurz vorher vorbeischauen. Dem Tonfall meines Sohnes nach zu schließen haben sie uns etwas mitzuteilen. Was nicht oft der Fall ist, denn was Mitteilungen anbelangt, bin ich meist die Letzte, die Neuigkeiten erfährt.

Mein Mann wird in der Klinik aufgehalten und ist nicht da, als sie kommen. Sie haben es eilig, keine Zeit, sich zu setzen.

Also erhalte ich die Info im Stehen am Tresen in unserer Küche. Mit stoischem Gesichtsausdruck verkündet er, dass sie Eltern werden. Termin ist im Dezember. Diese freudige Mitteilung bringt er so nüchtern rüber, dass ich einen Moment benötige, um das zu realisieren. Unglaublich. Ich werde Oma! Ich mache einen Luftsprung vor Freude, lande sicher auf beiden Füßen, umarme die beiden und will wissen, wie es meiner Schwiegertochter geht. Sie fühlt sich okay. Mehr ist nicht zu erfahren. Aber wir wollen uns nächste Woche zum Essen treffen. Dann folgen weitere Infos.

Nachdem sie wieder gegangen sind, setze ich mich erst einmal. Unsere Familie vergrößert sich. Das bedeutet auch neue Herausforderungen. Zwar bin ich nur die Oma. Trotzdem ein nicht unwichtiger Part im Leben meiner Enkelin oder meines Enkels. Die kurze Ohnmacht von vorgestern kommt mir in den Sinn. Bin ich überhaupt in der Lage, mich in irgendeiner Weise um mein Enkelkind zu kümmern? Was ist, wenn ich auf einer Treppe stehe, das Baby im Arm halte und die Stufen hinunterfalle? Oder wenn ich es im Auto transportiere, ohnmächtig werde und einen Unfall baue? Welch schreckliche Vorstellung! Sie verfolgt mich die nächsten Wochen. Ich reagiere mit einem erhöhten Trainungspensum.

Strahlenboost und Wimpernbooster

Nach 162 Tagen Chemo bleiben mir zwei Wochen zur Erholung. Dann startet die Bestrahlung. Der letzte nichtmedikamentöse Baustein meiner Therapie. Wie immer gibt es zuerst ein Aufklärungsgespräch. Da ich in den vergangenen Monaten etliche solcher Unterhaltungen mit Ärzten führte, besitze ich inzwischen eine gewisse Routine darin, sie zu überstehen, ohne im Arztzimmer zu verzweifeln.

Die Strahlentherapeutin nimmt sich Zeit und zählt mir geduldig den Katalog möglicher akuter Nebenwirkungen auf. Dieser reicht von Hautreaktionen mit Trockenheit, Rötung über Wassereinlagerungen, Entzündungen in Lunge, Bronchien und Luftröhre, begleitet von Atemnot, Husten und Fieber sowie Herzrhythmusstörungen, Thrombosen und Embolien (inklusive Schlaganfall bis hin zur Lähmung), Strahlenkater mit Müdigkeit und Überempfindlichkeiten auf allerlei Medikamente, Duft- bzw. Farbstoffe und bestimmte Materialien.

Ihr Hinweis, dass die Nebenwirkungen häufiger und verstärkt auftreten können, falls parallel zur Bestrahlung eine Chemotherapie stattfindet, ist nicht wirklich tröstlich. Bestimmt kursieren noch irgendwelche Medikamentenrückstände in meinem Körper. Sie versichert mir aber, dass das kein Problem sei, und sich sowieso meist nur wenige der aufgeführten Nebenwirkungen zeigen.

Außer diesen Sofortreaktionen können mögliche Spätfolgen auftreten. Dazu gehören Über- und Depigmentierung sowie Verhärtung der Brust, weitere Gewebeveränderungen, Rippennekrosen, Lungenfibrose, Herz-, Haut- und Weichteilschädigungen, Wundheilungsstörung und Blutbildveränderungen. Mir wird schwindelig angesichts dieses Spektrums.

Da mich die Fülle der möglichen Schädigungen schlicht überfordert und zu einer Akuthysterie führen könnte, baue ich mir wieder meinen Schutzschild auf. Er filtert gewisse –

also die schlimmsten – Infos heraus, und lässt nur ganz bestimmte bis in mein Bewusstsein vordringen. Das hat sich die
letzten Male bewährt, und tut es auch in diesem Fall.

Es folgt eine ganze Reihe von Verhaltensmaßnahmen, die
die Hautpflege, körperliche Aktivität und Ernährung betref-
fen. Mir wird auch erklärt, wie ich mich möglichst vor Infektionen schützen kann. Sollte sich das körperliche Befinden akut
verschlechtern, muss umgehend die Ärztin informiert werden. Die Strahlentherapeutin schärft mir weiterhin ein, dass
ich während der Bestrahlungsphase meine Brust und Achsel
maximal einmal in der Woche mit einer Neutralseife waschen
darf, ansonsten ist nur klares Wasser erlaubt. Deo ist verboten,
was hoffentlich keine negativen olfaktorischen Auswirkungen
auf zwischenmenschliche Beziehungen haben wird. Eine milde Lotion ohne Duftstoffe zur Kühlung dagegen ist nach der
Bestrahlung erlaubt. Erschütterungen sind unbedingt zu vermeiden. Also kein intensiver Sport – wozu mir sowieso noch
die Kondition fehlt – oder Fahrradfahren. Sie fragt, ob ich alles verstanden habe und bittet mich dann zur Unterschrift. Da
sie mir kompetent erscheint, ich mich gut aufgehoben fühle
und sowieso keine Wahl habe, unterschreibe ich.

Beim ersten Termin erfolgt die Einstellung des Bestrah-
lungsfeldes mittels CT. Es dauert einige Zeit, bis die entsprechenden Stellen gefunden und mit Filzschreiber markiert
sind. Das erinnert mich an das Malen nach Zahlen vor meiner
OP. Diese Markierungen müssen während der Therapiedau-
er unbedingt erhalten bleiben und werden üblicherweise mit
durchsichtigem Pflaster abgeklebt. Das geht bei mir wegen
meiner Pflasterallergie nicht. Ich setze auch nicht zu viel Vertrauen in die Behauptung, der Filzmarker sei permanent. Es
ist ein heißer Sommer, der mir den Schweiß aus allen Poren
treibt. Das zeigt sich schon am Abend. Mein BH weist blaue
Flecken und Streifen auf. Deshalb wird vor jeder Bestrahlung
immer wieder neu markiert. Das ist ätzend und zeitraubend.

Die nächsten sechs Wochen werde ich beinah täglich immer in derselben Haltung auf dem Tisch liegen, die Arme über dem Kopf verschränkt, die Brust exakt im Bestrahlungsfeld ausgerichtet. Zusätzlich muss ich auf Kommando in bestimmtem Rhythmus die Luft einatmen und anhalten und darf mich unter keinen Umständen bewegen.

Die ersten Termine verlaufen reibungslos ohne lange Wartezeiten. Doch nach einem Gewitter mit heftigem Blitzschlag ist das sensible Bestrahlungsgerät gestört und zickt. Es bringt in regelmäßigen Abständen den ganzen Praxisablauf durcheinander. Ein Termin muss abgesagt und auf einen Sonntag verschoben werden. Insgesamt erlebe ich sechs Störungen hautnah, was verlängerte Wartezeiten und das Verschieben um Stunden bedingt. Einmal harre ich geschlagene 45 Minuten auf dem Tisch aus, ohne mich zu bewegen, da sich mitten in der Bestrahlung das Gerät neu justiert. Anschließend spüre ich meine Arme kaum noch.

In die Bestrahlung ist auch zweimal ein Boost integriert. Also volle Kanne auf die Stelle, an der der Tumor saß. Ich weiß nicht, wann das der Fall ist und merke glücklicherweise auch nichts davon. Die Nebenwirkungen halten sich momentan in Grenzen. Meine Brust lagert etwas Wasser ein und nimmt eine leicht braune Tönung an, während die andere weiß bleibt. Das sieht irgendwie ulkig aus. Die Bräunung ist glücklicherweise vorübergehend. Das Ödem dagegen bleibt mir mehrere Monate erhalten. Gegen Ende beginnt die Narbe zu verhärten, spannt bei bestimmten Bewegungen und schränkt die Mobilität meines Armes ein. Ich kann ihn nicht mehr ohne Schmerzen über dem Kopf strecken. Anwinkeln geht. Wenn das alles vorbei ist, werde ich intensiv meine Physiotherapie fortsetzen, die ich durch den Krebs unterbrechen musste.

Am meisten bedauere ich in dem Supersommer 2018, dass ich als leidenschaftliche Cabriofahrerin die Sonne meiden muss. Ich wäre gern ein bisschen braun. Das würde einen gesünderen Eindruck vermitteln. Mein Gesicht ist zwar nicht mehr so aufgedunsen wie unter der Cortisonbehandlung, aber ohne Brauen und Wimpern nach wie vor konturlos. Dem würde ich gerne Abhilfe verschaffen.

Im Fernsehen machen sie Reklame für eine Wimpern- und Augenbrauenbooster. Das ist ein Zeichen! Bestrahlungsboost gegen den Tumor! Warum also nicht Booster für Augenbrauen und Wimpern? Zumal die Werbung verspricht, dass das Serum nicht hormonell wirksam ist. Ich kaufe es mir, wende es täglich an und schaue regelmäßig mit dem Vergrößerungsglas nach, ob sich was tut. Das Resultat ist ernüchternd. Außer geröteten Augen nada! Absolut nichts! Hoffentlich wirkt der Bestrahlungsboost besser.

Parkett

Der Fliesenleger beginnt mit dem Verlegen und es zeigt sich, dass wir eine gute Wahl getroffen haben. Vor allem der Belag im Erdgeschoss und auf der Treppe sieht toll aus. Was noch fehlt, ist das Parkett für die Zimmer. Aufgrund der hohen Nachfrage sind die Lieferzeiten lang und der Einzugstermin rückt immer näher. Wir werden deshalb etwas unruhig. Auch wenn die Koordination in den Händen des Bauunternehmers liegt, scheint uns die Zeitspanne bis zum Einzug recht knapp bemessen. Eigentlich wollte er uns schon vor zwei Wochen Bescheid geben, wann und wo wir den Holzboden aussuchen können. Doch es herrscht Funkstille. Also haken wir nach.

Erst windet er sich wie ein Aal, dann rückt er mit der Sprache raus: »Mein Schreiner ist augenblicklich komplett ausgebucht und kann das nicht übernehmen. Außerdem hat er bald drei Wochen Betriebsurlaub. Er kann den Boden frühestens Ende September verlegen.«

Das ist für uns unmöglich! Wir haben den Einzugstermin, der erst für Ende Juni, dann Anfang Juli zugesagt war, bereits in den August verschoben. Der Übergabetermin für unser altes Haus an die neuen Besitzer sollte ursprünglich Ende August sein. Doch aufgrund der Verzögerungen haben sie uns noch eine Schonfrist von zusätzlichen zwei Wochen eingeräumt. Spätestens in der zweiten Septemberwoche müssen wir raus aus dem Haus. Das machen wir auch dem Bauunternehmer klar. Sollte das nicht klappen, müsste er für den verspäteten Einzug und anfallende Zinsen bezahlen. Das will wiederum er nicht.

»Kennen Sie denn keinen Schreiner, der in die Bresche springen könnte?«, fragt er.

Mein Mann und ich schauen uns an. Gleichzeitig sagen wir: »Gerhard!«

Das ist mein Cousin. Er hat eine Schreinerei in der Pfalz,

gut sechzig Kilometer entfernt. Ich mag ihn und seine Frau sehr. Die beiden sind unglaublich nett, bodenständig und verstehen ihr Handwerk. Seine beiden Söhne arbeiten im Betrieb mit und sind ebenfalls sehr nette junge Männer. Wir einigen uns darauf, dass ich ihn frage, ob er den Auftrag übernehmen kann. Sollte das nicht klappen, muss sich unser Bauunternehmer etwas einfallen lassen.

Gerhard lässt uns nicht im Stich. Er gewährt mir sogar einen Cousinen-Bonus. Zwar platzen auch seine Auftragsbücher aus allen Nähten, aber er versichert uns, dass wir den Termin einhalten können. Doch kann er mit dem Verlegen nicht vor dem 1. August beginnen, weil in den letzten beiden Juliwochen seine Schreinerei zu ist.

Als ich das dem Bauunternehmer mitteile, ist seine Erleichterung spürbar. »Da gibt es aber noch ein Problem.«

Mir schwant nichts Gutes »Und das wäre?«

»Ihr Cousin müsste auch die Türen setzen und die Dachluke samt Treppe zum Speicher anbringen. Und auch die Holzfensterbank im Wohnzimmer.«

Mein Blutdruck steigt. Das fällt ihm erst jetzt ein? Warum hat er das nicht gleich gesagt? Das erhöht den Arbeitsaufwand deutlich. Hoffentlich schafft Gerhard das alles. Die Vorstellung einer Gästetoilette oder eines Badezimmers ohne Tür ist nicht gerade berauschend.

Gerhard versichert mir, dass er auch das regeln kann. Aber wir müssten am nächsten Samstag unbedingt zu seinem Lieferanten nach Landau fahren und alles aussuchen. Sonst haue das mit der Lieferzeit nicht mehr hin. Er macht uns noch einen Termin bei dem Berater seines Vertrauens. Ob uns elf Uhr passe?

Natürlich passt uns das. Geht ja gar nicht anders.

Vorab schickt er mir online schon mal Prospekte mit Mustertüren, damit wir uns die Entscheidung leichter machen. Das erweist sich als sehr vorausschauend. So ersparen wir uns ermüdende Diskussionen über Türblatt, Klinke und Rosette, wie die Verkleidung des Schlüssellochs im Fachjargon heißt. Was mir bis dato unbekannt war.

Da das Parkett an die Fliesen angrenzt, und wir sichergehen wollen, dass es farblich harmoniert, holen wir zuvor eine Musterplatte ab. Am Samstagmorgen pünktlich um elf Uhr betreten wir den Holzfachhandel. Das Geschäft ist riesig. Es gibt nicht nur Parkett, Laminat, Kork sowie Designböden für den Innenbereich, sondern auch Holz- und WPC-Dielen für den Garten. Die schiere Menge erschlägt uns fast. Wir sind Gerhard sehr dankbar, dass er uns einen Berater zur Seite gestellt hat. Er dirigiert uns geschickt durch die Ausstellungsräume und erkundigt sich währenddessen nach unseren Wünschen. Wir hätten gerne Parkett in Dielenform. Bei der Holzart sind wir noch unsicher. Aber schnell kristallisiert sich für den Wohn-Essbereich ein Eichenparkett in einem warmen Farbton mit V-Fugen heraus. Das passt auch super zu der Fliese, die mein Mann inzwischen geholt hat. Im Obergeschoss schweben mir Eichendielen in einem leichten Rauchton vor. Doch das erledigt sich schnell. Das Grau der Fliese sieht absolut scheußlich dazu aus. Wir wählen deshalb ein ähnliches Parkett wie im Erdgeschoss, allerdings etwas günstiger.

Als wir die Türen aussuchen wollen, spielt mein Kreislauf verrückt. Das künstliche Licht, die durch die Bodenbeläge geschwängerte Luft und die hohe Temperatur machen mir zu schaffen. Mir wird schwindelig. Ich setze mich in einen Gartensessel auf eine der Musterterrassen mit robusten Holzbohlen vor eine Kunstpalme. Mir wird ein Glas Wasser gebracht. Diese Sonderbehandlung ist mir etwas unangenehm, aber sie hilft. Die Einkaufstour kann nach zehn Minuten weitergehen.

Die Auswahl der Türen zieht sich. Es gibt so viele verschiedene Designs, dass wir irgendwann den Überblick zu verlieren drohen. Zum Glück haben wir aus den Prospekten in Frage kommende Modelle ausgesucht und konzentrieren uns nun ganz auf sie. Nach gut zwei Stunden ist alles unter Dach und Fach. Ein weiterer Punkt auf unserer Liste ist abgearbeitet.

Da wir schon mal in der schönen Pfalz sind, beschließen wir, noch in einer Vinothek vorbeizuschauen. Seit mehr als einem halben Jahr habe ich praktisch keinen Wein getrunken. Ich hatte absolut kein Verlangen danach und er hat mir auch nicht geschmeckt. Doch so allmählich erholen sich meine Geschmackspapillen, und hin und wieder würde ich gern ein Gläschen trinken. Uns werden mehrere Weine zur Verkostung eingeschenkt. Am besten mundet mir ein Grauburgunder. Den würde ich gern kaufen. Mein Mann probiert ihn eben-falls. Er macht dabei allerdings ein Gesicht, als wäre es Essig. Ich bin irritiert und unsicher.

»Ist mein Geschmack hin?«, frage ich ihn.

Erst schaut er ernst, dann lacht er. »Nein, alles gut. Ich woll-te dich nur veräppeln.«

Einerseits finde ich das nicht sonderlich lustig, weil es mir noch an Selbstvertrauen bezüglich meines Gaumens mangelt. Andererseits ist das eine Rückkehr zur Normalität. Das hat er früher auch hin und wieder getan und ich finde es schön, dass er in dieses alte Verhaltensmuster zurückfällt.

Nach dem Weinkauf geht es weiter nach Roth unter Ried-burg. Es ist ein hübscher Ort mit viel Geschichte. Wir essen in einem netten Lokal und machen dann einen Stadtrund-gang. Allerdings nicht sehr lange, denn ich ermüde schnell, so dass wir bald nach Hause fahren. Dieser Tag hat mir gutge-tan. Endlich kann ich mich wieder unter Menschen begeben, ohne krank auszusehen und um meine Gesundheit fürchten zu müssen.

Verschnaufpause

Zweieinhalb Wochen Bestrahlung liegen bereits hinter mir.
Ich vertrage sie ganz gut, bin aber etwas müde. Schmerzen
habe ich kaum. Doch die regelmäßigen Termine an fünf bis
sechs Tagen in der Woche zehren. Rechtzeitig zur großen
Hochzeitsfeier meiner Tochter wird mir eine Pause gegönnt.
Nicht wegen des Termins, sondern wegen einer deutschland-
weiten Tagung der Strahlentherapeuten. Die Praxis bleibt für
vier Tage geschlossen. Diese freie Zeit ist schön, aber die Aus-
fälle müssen nachgeholt werden. Das bedeutet eine engere
Taktung der nachfolgenden Bestrahlungen.

Doch das schiebe ich erst mal von mir. Ich freue mich auf
die Hochzeitsfeier, die in einem Gewächshaus einer Gärtnerei
stattfindet. Mal eine andere Location, die mich als Garten-
freundin zusätzlich reizt.

Dem Anlass entsprechend habe ich mir einen breitkrempi-
gen Hut gekauft, um die Sonne abzuhalten. Den Kauf hätte
ich mir allerdings sparen können. Der Himmel ist wolkenver-
hangen und wir sind froh, dass es nicht regnet.

Die Feier ist sehr schön. Ich lerne die komplette Großfamilie
meines Schwiegersohns kennen, kann mir aber nicht alle Namen merken. Ich genieße das Essen. Von der Vorspeise über
den Hauptgang bis zum Nachttisch kommt alles vom Grill.
Die Salate haben Familie und Freunde mitgebracht und so
trifft kulinarisch Rheinhessen auf Schwaben. Alles schmeckt
sehr gut, nur beim Nachtisch streike ich. Es gibt gebackene
Bananen und ich hasse Bananen. Schon als kleines Kind habe
ich mich ihnen verweigert. Ihr Geruch löst Übelkeit bei mir
aus. Ihre Konsistenz finde ich eklig. Sind sie unreif, geht es
gerade noch so. Doch je gelber sie werden, umso mehr knat-
schen sie beim Essen. Meine Abneigung geht so weit, dass
mein Mann schon keine Bananen mehr in meiner Gegenwart
isst und die Schale gleich in der Biotonne entsorgt. Besonders

schlimm war es für mich, als auf dem Speiseplan unserer Kinder noch Bananenbrei stand. Ich habe dann immer durch den Mund geatmet oder sogar die Nase zugehalten. Aber wenn mein Enkelkind geboren ist, werde ich wahrscheinlich in Zukunft wieder vermehrt mit ihnen zu tun haben.

Die Liveband macht tolle Musik und ich tanze seit Monaten das erste Mal wieder. Allerdings bewege ich mich in Slow Motion, um Erschütterungen zu vermeiden. Für mehr reicht meine Puste auch nicht aus. Seit langem habe ich einmal wieder richtig Spaß. Der Krebs verschwindet für ein paar Stunden in der Versenkung.

Um eine Erinnerung an diesen Tag zu bewahren, werden die Gäste gebeten, ein Foto mit einer Polaroidkamera von sich machen zu lassen. Die Bilder werden dann in ein Album geklebt und mit entsprechenden Sprüchen untermalt.

Mein Mann und ich lassen uns als Paar fotografieren. Mir fällt das nicht leicht, denn ich fühle mich noch immer unattraktiv. Doch dieser Tag ist einmalig und was wir jetzt nicht tun, ist für immer verloren. Ich, die sich per se nicht gerne ablichten lässt, will sich dennoch in Fotos verewigen. Es soll eine bleibende Erinnerung für meine Tochter und meinen Schwiegersohn an diesen Tag geben, wenn ich irgendwann nicht mehr existiere.

Mein Mann und ich nehmen eine entsprechende Position ein. Er legt den Arm um mich. Der Fotograf schaut durch den Sucher und fordert uns zum Lächeln auf. In diesem Moment rufe ich »Stop!«.

»Hast du dich anders entschieden?«, fragt mein Mann.

»Nein, aber ich will mich so präsentieren, wie ich heute bin!«, erwidere ich und ziehe die Perücke ab. »Und sitzt meine Frisur?«, frage ich ihn, während ich mir mit meiner Hand über den kahlen Schädel fahre.

Er lacht. »Finde ich super.«

Nach kurzer Irritation drückt der Fotograf den Auslöser.

Gespannt warten wir auf das Ergebnis. Langsam bilden sich Konturen heraus. Als das Foto voll entwickelt ist, betrachte ich es lange. Mir ist gar nicht aufgefallen, dass mein Mann mir den Kopf streichelte. Wir beide lächeln. Neben ihm wirke ich total blass, aber wir sehen glücklich aus. Als meine Tochter das Foto später sieht, kommentiert sie es mit: »Der beste Schnappschuss des Abends.« Wir feiern bis nach Mitternacht. Müde, aber fröhlich, geht es ab ins Hotel.

Am nächsten Tag trage ich auf der Heimfahrt wieder meine »Zweitfrisur«. Doch ich beschließe, sie ab Montag nicht mehr aufzusetzen. Das hat auch rein praktische Gründe. Bei den Temperaturen juckt die Perücke. Dann kratze ich mich und das Teil verrutscht. Das nervt und sieht blöd aus. Schon vor Wochen habe ich mir zwei Hüte im Borsalinostil gekauft, einen in Schwarz, einen in Weiß. Die dienen mir jetzt als modischer Ersatz.

Der nächste Bestrahlungstermin wird meine Generalprobe für einen perückenfreien Auftritt sein. Ich entscheide ich mich für den schwarzen Hut. Die Assistentin am Empfang erkennt mich zunächst nicht, versichert mir dann aber, wie toll es aussehe und wie gut er mir stehe. Das hebt mein Selbstbewusstsein. Ab jetzt ist die Perücke definitiv passé.

Wieder zuhause, wasche ich sie ein letztes Mal. Sobald sie getrocknet ist, kommt sie in ihren Karton und ich verstaue sie samt Perückenständer im Schrank, in der Hoffnung, sie nie wieder zu brauchen.

Blister Sister

Noch einen Tag und ich bin mit den 28 Bestrahlungen durch. Ich habe sie ganz gut verkraftet. Die Fatigue ist ausgeblieben. Ich fühle mich weitgehend okay. Die linke Brust ist inzwischen braun wie nach einem Sommerurlaub am FKK-Strand, hat allerdings Wasser eingelagert. Den Arm kann ich immer noch nicht ganz strecken, hoffe aber, alles dank meiner Physiotherapie in den Griff zu bekommen. Es ist nur schade, dass ich mich nach wie vor nicht lange in der Sonne aufhalten darf. Vor allem, da wir nach dem grauen Winter und dem trüben Frühjahr einen sehr schönen Sommer haben. Tagsüber bin ich kaum im Freien. Dafür sitzen mein Mann und ich abends unter der Pergola auf der Terrasse und genießen die laue Luft bei Kerzenschein.

Die Chemo ist jetzt schon mehr als zwei Monate vorbei und auf meinem Kopf tut sich fast nichts – nur ein hässlicher grauer Flaum wächst. Dünne Büschel stehen wie feines Gefieder ab und verstärken den Eindruck der Kahlheit. Einerseits bin ich erleichtert, dass meine Haarwurzeln trotz dem Abrubbeln mit dem Wattepad ihre Aktivität wohl doch nicht eingestellt haben, andererseits sehe ich aus wie ein Vogel in der Mauser. Ich bitte meinen Mann vor dem Zubettgehen, mir das abzurasieren. Leicht fällt es ihm nicht, aber er erfüllt meinen Wunsch. Als die grauen Büschel wie Wollmäuse auf dem Boden liegen, beginnt er leise zu lachen.

»Warum lachst du? Sehe ich so komisch aus?«

»Nein, absolut nicht. Aber mir kam spontan ein Gedanke. Ich weiß gar nicht, ob ich das jetzt sagen darf, ohne dass du sauer wirst!«

»Rück schon raus damit!«

»Aber nicht böse sein! Im Winter hattest du kalte Platte und jetzt im Sommer eine Glühbirne.«

Auch ich lache. Das ist schon witzig. »Wollen wir nur hoffen, dass das kein Dauerzustand bleibt.«

Er betrachtet meinen Schädel genauer. »Also ich bilde mir ein, dass da ein sanfter, dunkler Schimmer durchscheint. Deine Haare kommen wieder!«

Ich streiche über meine Kopfhaut. Sie ist glatt wie ein Kinderpopo. Nur hinten ertaste ich ein kleines Muttermal, das harmlos aussieht, wie er mir bestätigt. »Dann will ich mal hoffen, dass das keine Einbildung von dir ist. Ich sehe und fühle nämlich nix bezüglich Haaren!«

»Doch! Wart's ab! Die kommen!«, wiederholt er.

Ich betrachte mich jetzt genauer im Spiegel. Trotz seiner Behauptung sehe ich nichts. Auch Augenbrauen und Wimpern lassen auf sich warten. Mein Gesicht ist nach wie vor nackt! Der Booster boostet nicht. Doch noch gebe ich nicht auf.

»Und es macht dir wirklich nichts aus, dass ich ab morgen für vier Tage weg bin?«, wechselt er das Thema.

Seine alljährliche Fünf-Freunde-Doppelkopp-Tour steht an. Einmal im Jahr sind sie für drei, vier Tage unterwegs. Mal wird gewandert, mal gepaddelt. In diesem Jahr geht es mit dem Pedelec durch Rheinhessen.

»Nein, es macht mir nichts aus und du kannst mich auch ganz beruhigt allein lassen«, versichere ich ihm. »Wir haben in den letzten Monaten so viel Zeit miteinander verbracht, dass ein paar freie Tage jedem von uns guttun. Und sollte etwas sein, sind unsere Söhne in wenigen Minuten da. Genieße den Ausflug.«

Am nächsten Morgen verabschieden wir uns. Er schwingt sich auf sein Fahrrad, ich fahre zu meiner letzten Bestrahlung. Dieser Termin unterscheidet sich nur dadurch von den anderen, dass ich beim Gehen nicht »Auf Wiedersehen und bis Morgen« sage, sondern nur »Auf Wiedersehen und vielen Dank!« Als Anerkennung stecke ich einen Schein in die Kaffeekasse und verlasse beschwingt die Praxis.

»Das war's!«, freue ich mich.

Die gute Stimmung hält bis in die Abendstunden an. Mit einem Garnelensalat und geröstetem Maisbaguette setze ich mich auf die Terrasse. Zur Feier des Tages genehmige ich mir einen Piccolo Sekt. Nina kommt mir in den Sinn. Da unsere Tumore beide hormonabhängig sind, nehmen wir für mindestens fünf Jahre dasselbe Medikament, um die Östrogenbildung zu unterdrücken. Vor kurzem habe ich uns deshalb wegen der Medikamentenstreifen den Spitznamen »Blister-Sisters« gegeben. Ich schicke ihr eine Whatsapp, dass alles überstanden ist. Sie antwortet nicht, obwohl sie sonst immer schnell reagiert.

Ihr Anruf kommt drei Stunden später. Sie lallt etwas und wirkt benommen. Im Hintergrund herrscht Hektik. Es klingt nach Krankenhaus. Ich bin sofort alarmiert.

»Nina, was ist denn?«

Mit schwerer Zunge erklärt sie mir, dass sie unter starken Sedativa stehe. Schon seit Tagen hatte sie Schmerzen in der Hüfte gehabt. Heute Morgen, als sie in den Garten ging, um zu wässern, brach ihr der Oberschenkelknochen. Sie stürzte auf der Terrasse, lag drei Stunden mit offenem Bruch in brütender Hitze, bevor jemand ihre Hilferufe hörte.

In mir zieht sich alles zusammen. Mir bleibt die Luft weg. Allein die Vorstellung, dass drei Stunden Hilfe ausblieb, erschüttert mich. Noch schlimmer empfinde ich allerdings den gebrochenen Oberschenkel. Dafür habe ich nur eine Erklärung: Knochenmetastase! Ich will sie trösten, doch sie meint, dass sie gleich operiert würde und jetzt auflegen müsse.

Ich bin paralysiert, fange an, Rotz und Wasser zu heulen. In erster Linie um Nina. Ihre Behandlung wurde vor noch nicht einmal einem Jahr abgeschlossen und schon schlägt der Krebs wieder zu. Sechs Monate Chemotherapie mit erheblichen Nebenwirkungen, Bluttransfusionen, Isolation, Nervenschädigung in den Füßen, wochenlange Bestrahlung. Alles umsonst! Dabei war sie so zuversichtlich und positiv gestimmt. Einer ihrer Pläne war, eine Hofreite mit Nebengebäuden und viel Garten zu kaufen. Sie hatten sogar schon ein passendes Objekt gefunden. Glück lässt der Krebs nicht zu. Er ist einfach nur grausam.

Ich weine aber auch um mich. Heute Morgen konnte ich mit dem Gefühl, einen Sieg errungen zu haben, die Therapie beenden, nur um wenige Stunden später brutal auf den Boden der Tatsachen geholt zu werden. Die Angst bekommt mich wieder zu fassen. Denn Ninas Botschaft lautet: »Du bist nicht sicher!«

Meine Gedanken kreisen weiter um sie. In der Nacht finde ich kaum Schlaf. Meine Zuversicht hat einen erheblichen Dämpfer erhalten. Mir wird klar, dass es nichts nutzt, dem Tod die Türe vor der Nase zuschlagen zu wollen. Er hat immer seinen Fuß auf der Schwelle. Uns bleibt nichts übrig, als ihm Einlass in unser Leben zu gewähren. Nur so kannst du ihm den Schrecken nehmen und versuchen, die Angst einigermaßen im Zaum zu halten.

ANGST

Die Nachricht von Nina wirft mich aus der Bahn. Mir geht es richtig schlecht. Ich habe eine Schlaftablette gebraucht, um überhaupt etwas zur Ruhe zu kommen.

Wie hatte ich mich auf die vier freien Tage gefreut. Nun sind sie überschattet. In unterschiedlich langen Schüben überfällt mich immer wieder die Panik. Mein Bedürfnis, mit jemandem zu reden, wächst. Ich will meiner Angst Luft machen. Doch es ist niemand da. Meinen Kindern will ich das mit Nina nicht erzählen. Wenn du jung und gesund bist, willst du nichts von Krebs und Metastasen hören. Meiner Mutter kann ich es auch nicht sagen. Es würde sie nach unten ziehen. Und mein Mann ist in Rheinhessen unterwegs und ahnt von all dem nichts. Er ruft abends immer an, doch ich will ihm die Fahrradtour nicht vermasseln und behalte das für mich. Wäre er jetzt da, würde er die richtigen Worte finden, mir die Angst nehmen und Kraft geben. Wie gerne würde ich jetzt von ihm in den Arm genommen und getröstet werden. Dabei habe ich noch Glück. Bald wird er wieder bei mir sein. Ich muss an die Menschen denken, die diese Krankheit, die damit verbundenen Rückschläge und ihre Furcht allein durchstehen und verarbeiten müssen. Ob sie ähnlich fühlen wie ich? Ploppt bei ihnen auch ständig die Angst auf? Überrollen sie auch die Wellen der Panik?

Bisher ist mir der Abend vor dem Staging als der schlimmste in einer Reihe von vielen in Erinnerung. So verloren und verängstigt wie damals habe ich mich noch nie gefühlt, inklusive stundenlangem Heulkrampf. Auch da war ich allein, glaubte fest daran, bereits eine Metastase zu haben.

Inzwischen bin ich positiver gestimmt. Nach erfolgreicher Therapie und guter Prognose wähne ich mich gesund. Doch Ninas Beinbruch wirft das alles über den Haufen. Ich kann einfach die Angst vor einem Rezidiv nicht ausblenden, auch wenn ich mir sage: Ich bin ich und nicht Nina!

Tagsüber lenke ich mich ab, indem ich in Geschäften und im Internat nach Lampen, Möbeln und bestimmter Deko suche, die im neuen Heim fehlen. Ich mache einen maßstabsgerechten Plan, wie die Möbel gestellt und die Bilder aufgehängt werden sollen. Auch der anstehende Umzug trägt zur Ablenkung bei und stärkt zudem das Gefühl des Neuanfangs.

Doch nachts dreht sich das Gedankenkarrusell. Dann frage ich mich: »Wie geht es weiter? Stirbst du? Oder lebst du?«

Damit aber nicht genug. Am dritten Tag des Alleinseins beginnt die Angst mich zu manipulieren. Ich spüre plötzlich Symptome, die ich nicht zuordnen kann. Vor dem Krebs führte ich ein kleines Wehwehchen auf normalen Altersverschleiß zurück. Doch seit Ninas Zusammenbruch hat sich das geändert. Ist das Ziehen in der Brust wirklich nur durch die Narben verursacht? Rührt der Gelenkschmerz in der Hüfte möglicherweise nicht doch von einer Metastase her? Steckt hinter meiner Müdigkeit, die mich hin und wieder überfällt, nur die normale Reaktion auf die schwere Behandlung? Oder haben Chemo und Filgrastim so auf meine blutbildenden Zellen gewirkt, dass sie nun entarten und ich Leukämie bekomme?

Ich versuche das Gefühlschaos allein mit mir auszumachen. Doch das ist schwer. Zu lange schon ist der Krebs das alles beherrschende Thema. Irgendwann muss damit Schluss sein! Ich will mich neuen Inhalten widmen, positiv denken, mich auf die Zukunft freuen, statt mich von der Krankheit runterziehen zu lassen.

Endlich ist Sonntag. Den Schock wegen Nina habe ich einigermaßen verarbeitet. Mein Mann kommt am frühen Nachmittag zurück. Er sieht entspannt und sogar ein bisschen erholt aus. Wir setzen uns zusammen und erzählen. Ich lasse ihm den Vortritt, um die Stimmung nicht zu verderben. Doch er bemerkt, dass mich etwas bedrückt. Als ich es ihm sage, ist auch er geschockt. Wie immer findet er die richtigen Worte, macht mir Mut und sagt mir das, was ich mir auch sage: »Du bist nicht Nina!«

Die nächsten Tage verlaufen ruhig. Ich telefoniere sogar mit Nina. Sie ist wirklich unglaublich. Die Tatsache, dass sie eine Metastase hatte, die jetzt operativ entfernt wurde, scheint sie zwar zu beschäftigen, aber sie wirkt nicht am Boden zerstört. Sie erklärt mir, dass jetzt wieder jede Menge Untersuchungen folgen, um ihren Status Quo festzustellen, und sie hofft, dass nichts Neues mehr dazu kommt. Wie sehr wünsche ich ihr, dass sie Grund zur Hoffnung hat.

Am Abend nach dem Telefonat sind mein Mann und ich in unserem Garten. Wir überlegen, welche Büsche mit uns umziehen werden. Ohne Vorwarnung klappe ich wieder zusammen. Da er gerade neben mir steht, kann er mich auffangen. Nach fünf Minuten mit Wahrnehmungs-, Sensibilitäts- und Sprachstörungen ist alles vorbei. Doch die Angst ist wieder da. Ich sehe sie auch in den Augen meines Mannes. Mir reicht es! Ich will endlich abklären, woher diese Anfälle kommen. Am nächsten Tag mache ich einen MRT-Termin aus. Ich brauche Gewissheit.

Eine Woche später sitze ich im Wartezimmer der radiologischen Praxis. Mein Mann begleitet mich. Das MRT ist schon gelaufen. Es war allerdings nicht einfach, einen Venenzugang für das Kontrastmittel zu finden. Durch das häufige Blutabnehmen sind meine Armvenen vernarbt oder thrombosiert und weigern sich beharrlich, die Nadel aufzunehmen. Am Handrücken klappt es schließlich.

Die zehn Minuten Wartezeit, bis ich zur Befundung in das Arztzimmer gerufen werde, wecken erneut Erinnerungen an den Tag des Stagings. Auch damals raste mein Puls und mein Herz pochte bis zum Hals. Meine schweißnassen Handflächen wische ich immer wieder an meiner Hose ab. Endlich werde ich aufgerufen. Die Ärztin begrüßt mich mit den Worten: »Es ist alles in Ordnung! Sie haben keine Hirnmetastasen!«

Erleichtert setzen sich mein Mann und ich. Wieder drückt

er mir die Hand, eine Geste, die mich seit der Diagnosestellung bei den gemeinsamen Arztbesuchen begleitet. Die Ärztin erläutert uns den Befund ausführlich. Das einzig Auffällige sind meine vergrößerten Polypen. Damit kann ich leben.

Ich fühle mich befreit. Mit mir ist soweit alles okay. Es gibt keinen Grund für Hysterie. Die Radiologin empfiehlt mir trotzdem, einen Neurologen aufzusuchen, um sicherzugehen, dass keine Nervenschädigungen vorliegen. Wieder ein unerwarteter Arzttermin, der einen halben Tag Zeit beansprucht. Doch das Ergebnis gibt endgültig Entwarnung. Nach eingehender Untersuchung bekomme erhalte ich die Diagnose »Migräne mit Aura«.

Seit diesem Zeitpunkt ändere ich meine Taktik. Ich unterdrücke die Angst nicht mehr, sondern lasse sie heraus. Das hilft mir. Ganz besiegen kann ich sie nicht. Aber sie ist nicht mehr omnipräsent und omnipotent. Ich muss akzeptieren, dass der Krebs ein Teil meines Lebens ist. Aber er ist eben nicht mein Leben. Wenn er glaubt, mich dirigieren zu können, täuscht er sich. Noch gebe ich den Ton an. Mal sehen, wer auf lange Sicht gewinnt.

Das bin nicht ich!

Wir Menschen haben ein Bild von uns selbst, das uns der Spiegel widergibt. Es wandelt sich im Laufe unseres Lebens durch Erlebnisse, Umwelteinflüsse und das Altern. Die Veränderungen sind für uns schleichend, da wir uns jeden Tag betrachten. Schauen wir uns aber Fotos eines jüngeren Ichs an, lassen sie sich nicht leugnen.

Bei mir ist das allerdings krasser. Innerhalb kürzester Zeit habe ich starke Veränderungen durchgemacht, die mich von einer ansehnlichen Frau in einen Nacktmull verwandelten. Gerade beginnt wieder die Rückverwandlung zur Frau – auch wenn diese mir absolut fremd ist.

Das Cortison ist inzwischen aus meinem Körper geschwemmt, so dass ich wieder eine Kinnlinie und Taille habe. Und mein Mann hat Recht behalten: Auf meinem Kopf sprießen endlich wieder Haare. Sie sind dunkel und knapp einen halben Zentimeter lang. Ich wirke zwar immer noch etwas kahl. Aber die Gewissheit, dass sich das bald ändert, lässt mich diese Tatsache ignorieren. Auch die Augenbrauen zeichnen sich wieder ab. Sie beschreiben den gleichen Bogen wie früher. Die Wimpern drücken sich langsam, aber stetig durch die Lidränder. Diese sind etwas geschwollen und gerötet und es piekst unangenehm. Ständig denke ich, einen Fremdkörper im Auge zu haben. Auch wenn es nervt, nehme ich das gern in Kauf. Den Wimpernbooster benutze ich nicht mehr. Ich hatte das Gefühl, er reizte meine Bindehaut. Endlich bekommt mein Gesicht wieder Markanz. Der Nacktmull ist passé und ich erkenne mich wieder. Doch irgendwie bin ich mir trotzdem auch fremd und ich kann mich einfach noch nicht an mein neues Ich gewöhnen.

In den nächsten Tagen werde ich diesbezüglich auf die Probe gestellt. Nach mehr als fünfzehn Monaten machen wir wieder einen Urlaub. Endlich mal raus aus den eigenen vier

Wänden. Bevor wir ihn antreten, überlege ich, ob ich nicht doch meine Perücke reaktivieren soll. Sie verleiht mir etwas mehr Selbstsicherheit. Denn noch immer stellt es eine Herausforderung für mich dar, mit dem Stoppelkopf unter Menschen zu gehen. Ich trage dann meist Hut. Aber beim Essen sieht das ziemlich blöde aus. Eine kurze Aufprobe macht klar: Ich fahre ohne das Teil. Inzwischen habe ich mich von meiner Zweitfrisur entwöhnt.

Fünf Tage verbringen wir in einem Hotel am Bostalsee im Saarland. Es ist relativ neu, sehr schick und vermittelt eine gelungene Kombination aus Weite, Moderne und Gemütlichkeit. Unser Zimmer ist groß und geschmackvoll eingerichtet, das Bad sehr modern. Der Balkon weckt die Illusion, sich auf einem Schiffsdeck zu befinden, mit Blick über den See und den Wald.

Im Hotel rechne ich mit fragenden Blicken wegen meiner Nichtfrisur. Um davon abzulenken, trage ich extravagante Ohrringe, was ich normalerweise nicht tue. Aber niemand scheint das irgendwie zu stören. Dafür werde ich permanent mit meinem Konterfei konfrontiert. Ich, die Spiegel nicht mag, sie in letzter Zeit aber oft benutzen musste, um einigermaßen akzeptabel auszusehen, bin von ihnen hier geradezu umzingelt. Überall sind sie angebracht. Im Zimmer, im Flur, im Aufzug, im Speisesaal, in der Lobby und der Bar. Vor allem während des Essens sehe ich mich die ganze Zeit selbst. Das nervt. Hinter dem Platz meines Mannes verläuft ein fünfzig Zentimeter breites Spiegelband genau auf Augenhöhe. Ich bin quasi mein Vis à Vis. Das behagt mir nicht. Ich versuche ständig wegzuschauen, und blicke deshalb auch meinen Mann nicht wirklich an. Ein entspanntes Essen sieht anders aus. Kurzerhand tausche ich mit ihm den Platz. Zwar gibt es mir gegenüber immer noch einen Spiegel, doch der ist mehr als fünf Meter entfernt und ich habe kaum Blickkontakt.

Am zweiten Tag nehme ich die Spiegel kaum noch wahr, am

dritten ignoriere ich sie beinah komplett. Nur hin und wieder ertappe ich mich bei der Frage, wer der Mann ist, der mir da entgegenkommt, wenn ich unvermittelt meinem Spiegelbild begegne. Mein Unterbewusstsein hat noch nicht realisiert, dass mein Markenzeichen nicht mehr die schulterlangen, blonden Haare sind. Ich bin nicht länger eine Blondine! Ich bin jetzt brünett.

In den nächsten Wochen erlebe ich immer wieder, dass nicht nur ich mir fremd bin, sondern auch vielen Bekannten. Sie erkennen mich erst, wenn ich sie anspreche. Die Reaktionen sind unterschiedlich, reichen von Irritation, über Sprachlosigkeit bis hin zu dem Satz: »Wenn du mich nicht angesprochen hättest, hätte ich dich nicht erkannt!«.

Meine Standardantwort ist dann immer: »Das Leben geht eben oft seine eigenen Wege und ich hätte auch nicht gedacht, dass eine neue Haarfarbe solche Typveränderung bewirkt.«

Angesichts der Haarlänge dürfte wohl jeder von sich aus auf den Grund dafür kommen.

Zwei Wochen später kringeln sich kurze Locken auf meinem Kopf. Ich bekomme Komplimente, wie gut mir das stehe, und dass es mich jünger und pfiffiger mache. Die kurzen Haare haben auch weitere Vorteile: Ich bin nach dem Duschen ruckzuck fertig. Kurz den Fön draufgehalten und die Frisur sitzt. Früher habe ich mir alles Mögliche auf den Kopf geklatscht. Neben Shampoo, auch Conditioner, Festiger, bei Bedarf Hitzespray, Haarspray und hin und wieder eine Maske. Jetzt wird nur noch gewaschen, geföent und fertig. Und von Spliss bin ich bis jetzt verschont geblieben.

Treppengeländer

Die Erholung des Kurzurlaubs verpufft schnell. Der Umzugs-
termin rückt näher, die Zeit drängt. Uns bleiben vier Wochen,
in denen wir noch Etliches zu erledigen haben. In unserem
alten Haus macht sich das Chaos breit. Seit Tagen räumen
wir den Speicher leer. Das bedeutet viel Staub, sehr viel Müll
und etliche Fahrten zum Wertstoffhof, Kleidercontainer und
Schadstoffmobil. In unserem Carport wächst zudem ein
Sperrmülllager.

Zwei Wochen vor dem Termin werden die Umzugskartons
geliefert. Einen Teil der Sachen möchte ich selbst verpacken.
Andere überlasse ich der Spedition. Die Kisten stapeln sich
ordentlich beschriftet in den ehemaligen Kinderzimmern. In
der Luft hängt ein Geruch aus Staub, Karton, Vergangenheit
und Abschied. Abends fallen wir todmüde, aber dennoch voller Vorfreude ins Bett.

Auch im neuen Haus herrscht Chaos. Die Elektriker, Ma-
ler, Schreiner, Fliesenleger und Küchenbauer geben sich die
Klinke in die Hand, arbeiten oft parallel. Obwohl sich fünf
Gewerke gleichzeitig im Haus tummeln, und es den Anschein
hat, es ginge es drunter und drüber, folgt alles einer gewissen
Ordnung, gerade so, als hätten sie sich abgesprochen.

Mindestens zweimal am Tag bin ich dort, um letzte Details festzulegen. Welche Wandfarbe oder Tapete kommt in
welchen Raum? Erhält der Kamin einen Fliesensockel oder
nicht? Wieviel Watt sollen die Leuchtmittel für die Einbau-
strahler der Küche haben? Wie genau stelle ich mir die Sitzfensterbank samt darunterliegendem Regal unter dem großen
Fenster im Wohnzimmer vor?

Oft sind schnelle Entscheidungen gefragt, die ich innerhalb
weniger Minuten fällen muss. Dabei wechsle ich auch zwischen den Stockwerken hin und her. Dumm nur, dass noch
immer das Geländer fehlt. Bis zum Einbringen des Estrichs

gab es ein provisorisches Baugeländer. Mehr als einmal habe ich mir an dem rauen Holz einen Splitter beim Festhalten eingefangen und das Ding verflucht. Doch jetzt vermisse ich es. Die Treppe ist zwar einen Meter breit und hat massive Stufen, so dass ich nicht hindurchschauen kann. Aber sie beschreibt einen Bogen. In den Kehren wird es innen schmal und eng. Zudem fehlt im Obergeschoss die Brüstung zum Treppenhaus und ich habe freien Blick bis ganz nach unten in den Keller. Und das sind einige Meter.

Das bekommt mir überhaupt nicht. Nicht erst seit der Chemo habe ich ein Problem mit Höhen. Nun gesellt sich noch der gestörte Gleichgewichtssinn hinzu. Keine guten Voraussetzungen beim Treppensteigen ohne irgendeine Absturzsicherung. Nichts gibt mir Halt. Wenn ich mich Stufe um Stufe nach oben oder unten taste, presse ich mich fest mit Rücken und Händen an die Wand und bewege mich seitlich im Krebsgang. Das sieht absolut lächerlich aus. Aber anders schaffe ich es nicht. Ich bin unsicherer als ein Kleinkind, das vom Mut für Neuentdeckungen unerschrocken angetrieben wird. Ich fürchte mich davor, zu fallen.

Den Handwerkern fehlt das Geländer nicht. Im Gegenteil, so erhalten sie mehr Freiraum. Um sich die obersten Stufen zu sparen, springen sie einfach quer über den Treppenspalt. Ich schnappe dann immer nach Luft.

Der Bauunternehmer versichert uns, dass alles rechtzeitig fertig sein würde. Doch wie so oft ist der Wunsch der Vater der Behauptung. Zwei Wochen vor dem Umzug erfahren wir, dass der Auftrag für das Geländer wegen Zeit- und Personalmangels zurückgegeben wurde – mal wieder! Das bedeutet de facto eine ungesicherte Treppe! Ich bekomme Panik, beginne zu hyperventilieren. Unter diesen Bedingungen kann ich nicht einziehen – ganz abgesehen davon, dass das auch baurechtlich überhaupt nicht erlaubt ist. Tagsüber mag das ja noch einigermaßen zu handhaben sein. Aber nachts, wenn ich schlaftrunken ins Bad muss, wird es ohne Brüstung gefährlich. Soll ich mich etwa nur im Erdgeschoss aufhalten und auf der Couch schlafen?

Aber auch jetzt übernimmt das mein Cousin Gerhard. Er verspricht mir ein Provisorium, das am Einzugstag fertig sein wird. Und er hält sein Versprechen. Da wir noch keine Vorstellung haben, wie das Geländer letztendlich aussehen soll, und wie genau es befestigt wird, konstruiert einer seiner Mitarbeiter einen sich selbst tragenden Treppenlauf, der ganz ohne Schrauben auskommt. Er ist äußerst stabil und von der Optik auch echt mal etwas anderes. Mein Mann bezeichnet ihn scherzhaft als »das Werk eines skandinavischen Avantgarde-Künstlers« und nicht wenige nehmen ihm diese Behauptung auch ab.

Uns gefällt er schließlich so gut, dass wir meinem Cousin den Auftrag erteilen, uns ein Eichen-Edelstahl-Geländer in dieser Grundform zu konstruieren. Es soll eigentlich noch vor Weihnachten kommen. Allerdings ist es wie so oft im Leben: Das Provisorium währt am längsten. Gerhards Entwurf ist toll. Der Handlauf nimmt den Schwung der Treppe auf. Das Holz ist schnell bestellt, und sollte Ende November geliefert werden. Nur hat der Lieferant leider vergessen, es auch in die Trockenkammer zu tun. Und da das Trocknen mehrere Wochen dauert, wird es nicht mehr vor Weihnachten montiert werden können. Doch bis dahin haben wir ja »das Avantgarde-Modell des skandinavischen Holzkünstlers«.

Pilates

Meine Akut-Therapie ist seit vier Wochen abgeschlossen. Mein Körper gehorcht mir allerdings noch immer nicht so, wie ich es mir wünsche. Das Gleichgewichtsgefühl ist eher ein Ungleichgewichtsgefühl. Meine Muskeln sind schlaff und meine Gelenke unbeweglich. Ich habe zwar die regelmäßigen Spaziergänge wieder aufgenommen. Doch sie üben nur einen vernachlässigbar positiven Effekt auf meinen Körper aus. Immerhin bringen sie meinen Geist und meine Seele ins Gleichgewicht. Das erscheint nicht viel, ist für mich aber schon eine ganze Menge.

Meine Gymnastik auf heimischer Isomatte zeigt kaum Wirkung. Sie bewegt sich in zu eingefahrenen Bahnen. Ich fordere mich nicht in dem Maße, in dem es nötig wäre. Wird mir eine Übung zu anstrengend, beende ich sie einfach. Dieses Schonverhalten ist allerdings nicht Sinn der Sache. So erziele ich keine Fortschritte. Und Stillstand kann ich in meiner desolaten körperlichen Verfassung nicht brauchen. Ich muss das professioneller angehen, sonst komme ich nicht mehr richtig auf die Beine, verkümmere muskulär und konditionell und altere bestimmt vorzeitig – was ich ja dank der östrogenunterdrückenden Aromatasehemmer wahrscheinlich sowieso tun werde.

Eine Freundin von mir ist sportlich sehr aktiv und besucht regelmäßig Pilateskurse des ortsansässigen Sportvereins. Sie bringt mich dazu, zum Schnuppertraining mitzugehen. Der Kurs beginnt um neun Uhr. Eine vertretbare Uhrzeit. Trotzdem ist es schon recht warm. Auf dem Weg zur Sporthalle komme ich bereits ins Schwitzen. Noch sind Sommerferien und der Kurs relativ schwach besucht. Was mir durchaus zupass kommt. So werden nur wenige Zeugen meiner Schlappheit.

Die Leiterin kenne ich von früher aus einem Steppaerobic-

Kurs. Sie stellt mich den anderen kurz vor und schon beginnt das Aufwärmtraining. Erst wird sich gestreckt und geräkelt, dann tief in den Bauch geatmet und der Kreislauf in Schwung gebracht. Das Cardiotraining schließt sich an. Die Schrittfolge kann ich mir ohne Probleme merken. Mein Kopf funktioniert nach wie vor 1 A. Allerdings hecheln meine Lungen den Schritten hinterher und schon bald japse ich nach Luft. Doch mein Ehrgeiz lässt es nicht zu, bereits nach fünf Minuten zu kapitulieren. Kleine Schweißperlen bilden sich auf meinem spärlich behaarten Kopf, bahnen sich den Weg bis hinunter an das Ende des Rückens.

Der Aufwärmphase folgen Gleichgewichtsübungen. Zuerst wird der Blut- und Lymphfluss in den Füßen durch Herumtreten auf Tennis- oder Igelbällen angeregt. Letztere sind nur etwas für die ganz Harten und für mich keine Option, da die Fußsohlen noch zu empfindlich sind. Balancieren auf einem Bein schließt sich an. Hier bin ich zum Scheitern verurteilt! Meine Propriorezeptoren fallen aus, finden keinen Anschluss ans Kleinhirn. Ich kann keine drei Sekunden das Gleichgewicht halten. In einem Anflug von Voraussicht habe ich mich neben die Hallenwand gestellt. So kann ich meine Hand gegen die Klinkersteine legen. Das gibt meinen Rezeptoren und meinem Kleinhirn die nötige Orientierungshilfe. Das Gleichgewichthalten klappt so eindeutig besser. Die rechte Seite ist schlechter als meine linke. Dieses Pilatesstunde macht mir klar, dass vor mir noch eine lange Strecke liegt.

Bevor es ab auf die Matte geht, suchen wir im Zentrum unseres Körpers, sprich rund um den Nabel, unser Powerhouse. Dabei sagen wir leise »ich« und spüren, wie sich dabei Bauch- und Beckenbodenmuskulatur anspannen. So finde ich schnell meine Mitte. Diese Spannung soll während der Pilatesstunde gehalten werden. Ich bin nicht sicher, ob das klappt. Die Übungen für den Bauch kann ich bewältigen, bei den Beinen und dem Rücken wird es schon schwieriger. Die Stützkraft meiner Arme ist der absolute Horror. Liegestütze konnte ich ja noch nie! Es gelingt mir immerhin, die Ausgangsposition »das Brett« einzunehmen. Doch sobald ich den Oberkörper nur um wenige Millimeter absenke, zittern meine Arme und ich knalle auf die Matte. Wie ein gestrandeter Wal liege ich auf dem Bauch. Ich unternehme einen zweiten Versuch aus dem Vierfüßerstand, »Stützkraft light« sozusagen. Doch selbst da versage ich. Mir wird klar, dass ich praktisch bei null anfangen muss.

Irgendwie bringe ich die Stunde zu Ende. Völlig fertig schleppe ich mich nach Hause. Aus meinem Powerhouse ist die ganze Power raus. Jeder Muskel schmerzt. Ich laufe wie auf Eiern. Meine Freundin fand die Stunde toll und ist super gut drauf. Sie bekommt beim Sport immer so ein Hochgefühl. Das mir völlig abgeht. Im Gegensatz zu ihr, ich bin am Tiefpunkt. »Nie wieder Pilates im Verein«, sage ich mir.

Doch nach drei Tagen ist der Muskelkater beherrschbar. Ich beschließe, Pilates noch eine Chance zu geben. Auch wenn die nächsten Trainingseinheiten nicht viel besser verlaufen, bleibe ich weiterhin am Ball. Bald beginnen sich sogar Muskelumrisse abzuzeichnen. Außerdem hebt der Sport dank erhöhter Endorphinausschüttung meine Stimmung. Manchmal musst du eben deinen inneren Schweinehund überwinden, sonst dümpelst du nur immer weiter vor dich hin. Und ich will nicht den Rest meines Lebens – egal wie lange es dauern wird – schlaff in der Ecke rumhängen.

Eine neue Parallele

Nina und ich stehen seit ihrem Beinbruch regelmäßig in Kontakt. Der Bruch wurde operiert, die Metastase komplett entfernt. Seitdem hält ein Nagel den Knochen zusammen. Das Bein muss jetzt nur noch heilen, was unendlich langsam geschieht. Momentan ist sie auf Gehhilfen angewiesen, kann aber dank Automatikgetriebe Auto fahren. Anschließende Untersuchungen haben ergeben, dass sie noch zwei weitere, kleinere Befunde hat. Das bedeutet für sie eine erneute Therapie, die kein Spaziergang werden wird. Sie ist bereit, alles auf sich zu nehmen. Hauptsache, es hilft. Wenn sie Glück hat, kann sie an einer Doppelt-Blind-Studie teilnehmen. In dieser wird einem Teil der Probanden neben einem Chemo- auch ein Immuntherapeutikum verabreicht. Der andere Teil bekommt anstelle des Immunpräparates Placebo. Sie hofft natürlich auf die Immuntherapie.

Nina beeindruckt mich. Sie ist eine unglaubliche Stehauffrau und nimmt Rückschläge mit einer Gelassenheit an, die ich an ihrer Stelle nicht hätte. Sie ist für mich ein echtes Vorbild. Wann immer mich mal wieder eine Angstwelle zu überrollen droht, rufe ich mir Nina ins Gedächtnis. Dann sage ich mir, wie tapfer sie ist und dass ich in meiner augenblicklichen Situation keinen Grund habe, vor Angst zu erstarren.

Vier Tage vor unserem Umzug will sie mich treffen. Ich schlage vor, dass ich sie besuche. Doch sie möchte zu mir kommen, denn sie würde gerne unser neues Haus sehen. Ich habe nichts dagegen. Allerdings kann die Besichtigung erst nach Arbeitsende der Handwerker stattfinden, da sonst kaum ein Durchkommen ist, erst recht nicht für Nina.

Wir trinken zuerst in unserem alten Haus Kaffee. Ich weiß nicht so recht, ob ich das Gespräch auf ihre Metastasen bringen soll oder es besser vermeide. Doch sie kommt von sich aus darauf zu sprechen. Allem Anschein nach hat sie sich damit arrangiert. Nach außen verbreitet sie einen gewissen Optimismus und bekundet Stärke. Als ich ihr jedoch meine Bewunderung für ihre positive Haltung ausdrücke, gestattet sie mir einen kurzen Blick hinter die Fassade. Neben ihrer Zuversicht erkenne ich auch Angst. Sie macht keinen Hehl daraus, dass es Momente tiefer Verzweiflung gibt. Doch sie kämpft dagegen an und hat sich fest vorgenommen, erst ihren sechzigsten Geburtstag und dann auch ihren siebzigsten zu feiern. Hut ab!

Um siebzehn Uhr ist es dann Zeit für die Hausbesichtigung. Die einzige Sitzgelegenheit, die ich Nina anbieten kann, ist die Fensterbank im Wohnzimmer, die mir mein Cousin Gerhard zur Sitzbank mit darunterliegendem Regal ausgebaut hat. Doch Nina will sich gar nicht ausruhen. Die Küche ist fast fertig. Es fehlt nur die Natursteinarbeitsplatte, die morgen geliefert werden soll. Ihr gefallen der großzügige Flur, die Küche, der Wohn-Essbereich und das Gäste-WC. Die Aussicht über die Felder und Weinberge haut sie um. Heute ist die Luft klar und die Silhouette von Frankfurt zeichnet sich ab.

Den Keller lassen wir aus. Der ist jetzt auch nicht unbedingt das Highlight. Dann geht es in den oberen Stock. Sie kämpft sich Stufe für Stufe hoch, findet Halt an unserem provisorischen Geländer, das nirgends wackelt. Oben ist sie etwas außer Atem, ignoriert das aber. Im Bad findet sie die Tapete mit dem Palmenmuster toll, die Dschungelfeeling vermittelt. Dagegen irritiert uns beide die »Wanddekoration« im Schlafzimmer. Sie ist heute angebracht worden und ich habe sie selbst noch nicht gesehen. Inneneinrichter empfehlen gern beruhigendes Blau für den Schlafbereich. Das trage zur Entspannung bei. Ich frage mich aber: »Weshalb?« Wenn ich schlafe, ist das Licht aus und meine Augen sind geschlossen. Da sehe ich sowieso nichts, keine Möbel und erst recht keine Farbe. Oder verbreitet sie unsichtbare Schwingungen?

Wir haben uns dennoch für eine blaue Tapete entschieden.

Sie passt gut zu den Holzmöbeln. Beim Anblick der Wand verpufft allerdings die angeblich besänftigende Wirkung. Im Gegenteil! Der Musterverlauf löst einen Schwindel bei mir aus. Und nicht nur bei mir! Nina geht es genauso. Die einzelnen Bahnen sind nicht richtig aneinandergesetzt. Es entsteht der Eindruck, als fiele das Zimmer nach rechts ab. Nina und ich sind uns einig, dass das absolut nicht geht. Ich rufe den Malermeister an. Er erklärt mir, dass sie Stunden damit zugebracht hätten, herauszufinden, wie die Tapete geklebt werden müsste. Gelungen ist das offensichtlich nicht. Neu zu tapezieren scheidet wegen Zeitmangels aus. Es besteht aber die Möglichkeit, die Tapete blau zu überstreichen.

Nina verabschiedet sich schließlich. Ich bringe sie zum Auto und winke ihr nach. Zu diesem Zeitpunkt wissen wir beide noch nicht, dass wir uns lange nicht sehen werden. Denn Ninas Behandlung lässt ihr kaum freie Zeit und fordert viel von ihr. Sie kann tatsächlich an der Studie teilnehmen. Die Metastasen, die sie »meine kleinen Teufelchen« nennt, verkleinern sich. Grund für Optimismus. Nur verheilt das Bein nicht. Der Knochen bricht erneut. Sie wird wieder operiert und muss die Therapie aussetzen. Dadurch fällt sie aus der Studie. Es folgt wieder eine Chemo mit heftigen Begleiterscheinungen. Unsere Telefonate werden seltener. Doch sie gibt die Hoffnung nicht auf, denn in sechs Monaten wird sie Großmutter, genau wie ich. Mein Enkel wird im Dezember geboren, ihre Enkelin im Februar. Eine neue Parallele in unseren Leben.

Umzug

Heute ist der erste Tag unseres Umzuges. Ich bin zur Untätigkeit verdonnert und anscheinend nur dazu da, die Fragen der Umzugsleute zu beantworten und für deren leibliches Wohl zu sorgen. Es ist ein ungewohntes Gefühl, sie dabei zu beobachten, wie sie Geschirr, Bücher, CDs, Spiele und Dekokram in Seidenpapier einschlagen und in Kisten verstauen. Es kommen Dinge aus den Tiefen mancher Schränke ans Tageslicht, von denen ich gar nicht mehr wusste, dass ich sie besitze und die ich am besten gleich entsorgen würde. Was ich aber nicht tue. Zum einen, weil ich damit den Arbeitsfluss der Packer stören würde, zum anderen ist die eine oder andere Sache vielleicht doch noch zu gebrauchen. Das führt mir allerdings auch klar vor Augen, wie wenig effektiv das vorherige Ausmisten war. Oder wollte sich mein Unterbewusstsein nicht davon trennen?

Bis zum Mittagessen sind fast alle Kisten gepackt. Es fehlen nur noch der Innen- und die beiden Außenkeller. Sie sind die Domänen meines Mannes. Er ist der Meinung, dass die ruckzuck leer sind – zumal er ja auch hier bereits über Wochen aussortiert hat. Doch da täuscht er sich. Der Kram füllt den halben Anhänger. Gegen fünfzehn Uhr setzt sich der Umzugswagen dann in Bewegung. Ich bin schon früher ins neue Haus gefahren, um den Inhalt aus dem alten Kühlschrank in den neuen einzuräumen. In einem Anflug von Voraussicht habe ich noch schnell unsere Schuhe in den Kofferraum meines Autos geworfen, um sie nicht lange in irgendwelchen Kisten suchen zu müssen.

Das Parken vor dem Haus gestaltet sich schwierig. Ein Handwerkerwagen reiht sich an den nächsten. Es sieht aus wie auf dem Parkplatz eines Gebrauchtwagenhändlers für Kleintransporter. Das war absehbar. Nicht nur an unserem Haus sind noch die Maler am Werkeln. Auch in den Nachbarhäusern wird gearbeitet. Hier kann kein Umzugswagen halten. Ich bitte unsere Maler und einige andere Handwerker, ihre Fahrzeuge umzustellen, was sie auch freundlicherweise tun. Bald ist ausreichend Platz, den ich allerdings mit meinem Auto und den Mülltonnen blockiere, sonst ist gleich wieder alles zugeparkt.

Bevor hier die Hektik ausbricht, drehe ich noch einmal eine Runde durch unser neues Heim. An jede Zimmertür habe ich einen Zettel mit dem Raumnamen geklebt, der auch auf den Kisten steht. Das macht es den Möbelpackern und uns leichter.

Das Schlafzimmer ist der ruhigste Raum. Er geht nach Osten und ist nur spärlich möbliert. Auf einen Fernseher haben wir bewusst verzichtet. Allerdings gibt es einen Satellitenanschluss, so dass wir einen bei Bedarf aufstellen könnten. Die Tapete haben wir nicht überstrichen. Mein Mann hält das für unnötig. Er findet sie schräg – im wahrsten Sinne des Wortes – und irgendwie lustig. Ich weniger. Doch da ich sie nur beim Betreten des Zimmers sehe und mich allmählich daran gewöhne, ist mir das egal. Die neuen Nachttische samt dem neuen Bett aus Kernbuche machen sich gut davor. Lattenroste und Matratzen haben wir neu bestellt, weil diese Schlafstatt größer ist als unsere alte. Die Lieferung traf auch rechtzeitig ein, ist allerdings nicht komplett. Dummerweise war ein Lattenrost nur zwei Meter statt zwei Meter zwanzig lang. Deshalb ist nur eine Betthälfte bestückt, die andere Matratze lehnt an der Wand. Der neue Lattenrost sollte eigentlich schon seit Tagen da sein. Ist er aber nicht. Das bedeutet, dass mein Mann in seinem Arbeitszimmer auf der Schlafcouch nächtigen muss.

In der Ankleide warten zwei Kleiderschränke darauf, aufgebaut zu werden. Ein weißer für mich, ein dunkelbrauner für meinen Mann. Der weiße ist selbstverständlich ein gutes Stück größer. Wir haben sie bei einem Möbelhaus bestellt und eine Spedition hat sie uns geliefert. Das hat uns zwar kein Geld, dafür aber viel Zeit gespart. Und den Aufbau übernehmen die Umzugsleute, was wiederum unsere Nerven schont.

Im Bad fehlt noch der hölzerne Waschtisch mit den beiden Aufsatzbecken und den Spiegelschränken. Ein Freund fertigt das für uns an, braucht aber noch etwas Zeit. Das bedeutet, dass wir zum Händewaschen ins Gäste-WC müssen. Aber Badewanne, Dusche und WC sind voll funktionstüchtig. Unsere Arbeitszimmer sind noch leer. Ich setze meinen Rundgang fort.

Dank des Geländerprovisoriums von Gerhard komme ich sicher ins Erdgeschoss. Die neue Küche in Betonoptik mit anthrazitfarbener Natursteinplatte macht sich gut. Auch die Sitzfensterbank unter dem großen Wohnzimmerfenster passt. Im Gäste-WC fehlt die Duschkabine. Wegen eines schadhaften Teils konnte sie nicht montiert werden. Das wird auch die nächsten acht Wochen so bleiben.

Es klingelt. In der Erwartung der Möbelpacker öffne ich die Tür – und schaue auf zwei originalverpackte Lattenroste. Die sind definitiv ausreichend lang, schießt es mir durch den Kopf.

Daneben steht ein abgehetzt wirkender junger Mann. »Ich soll hier zwei Lattenroste abliefern«, meint er müde.

»Zwei sind einer zu viel!«

»Wie?«

»Wir brauchen nur einen. Ursprünglich haben wir zwei bestellt. Doch einer war zu kurz. Den haben wir zurückgeschickt und dafür einen neuen geordert. Der kam aber nicht. Mein Mann hat noch mal nachgehakt. Uns wurde versichert, dass er bald geliefert wird. Was ja jetzt der Fall ist.«

Ich sehe ihm an, dass er meinen Ausführungen nicht folgen kann. Was womöglich auch an meiner Erklärung liegt.

»Ich habe hier aber zwei Lieferscheine. Der eine ist vom Juli, der andere von Anfang August.«

»Wie gesagt, der vom Juli ist von der ersten Bestellung. Da

die Ersatzlieferung erst verschwunden war und jetzt anscheinend wieder aufgetaucht ist, sind es deshalb wohl zwei«, kombiniere ich messerscharf.

»Und was mache ich jetzt?«

»Einen hierlassen und einen wieder mitnehmen.«

»Und wie soll ich das verbuchen?«

»Wie wäre es mit Annahme verweigert, weil doppelt geliefert?«

»Klingt vernünftig. Dann stell ich den vom August jetzt in Ihren Flur und der andere geht retour.«

»Supervorschlag«, sagte ich, während ich den Empfang quittiere. »Möchten Sie etwas Kaltes trinken? Wasser, Apfelsaft?«

»Das wäre klasse.«

Ich gebe ihm eine gekühlte Halbliterflasche Saft. Er bedankt sich und trollt sich wieder.

In diesem Moment rollt der Möbelwagen an. Perfektes Timing. Ich fahre die Mülltonnen und mein Auto weg. Ein provisorischer Steg aus Paletten führt zur Haustür. Er liegt nicht ganz eben auf und wackelt, je nachdem, wo man hintritt. Das ist nicht ganz ungefährlich, aber die Leute vom Umzugsunternehmen stören sich nicht daran. Da ist das Gerüst schon hinderlicher, weil es teilweise den Eingang versperrt, so dass die Packer aufpassen müssen, nirgends anzustoßen. Außerdem streichen gerade die Maler die Außenfassade genau darüber. Ich fürchte, Farbe könnte heruntertropfen und unschöne Flecken auf den Möbeln hinterlassen. Doch das passiert erfreulicherweise nicht. Auf dem Parkett sind Filzbahnen ausgebreitet, die Kratzer verhindern sollen. Das klappt leider nicht so wie erhofft. Eine Riesenschramme im Essbereich erinnert uns noch heute an diesen Tag.

Drei Stunden später ist der Wagen leer und wir alle völlig erledigt. Morgen Vormittag kommen noch einmal vier Mann und erledigen kleinere Restarbeiten sowie den Schrankaufbau.

Mein Mann und ich setzen uns auf das Sofa inmitten zahlloser Kisten. Ich blicke über das Chaos und frage mich, ob es wirklich eine gute Idee war, nochmal zu bauen und neu anzufangen. In diesem Moment überwiegt die Skepsis. Aber vielleicht liegt das ja an meiner Müdigkeit.

Wir haben uns Pizza bestellt und essen sie aus dem Karton. In einer Umzugskiste finde ich eine Kerze und zünde sie an. Vom Sofa aus verfolgen wir, wie das Abendrot den Himmel färbt. Der ganze Trubel hat mich vergessen lassen, dass heute der 14. September ist. Vor genau einem Jahr bekam ich die Diagnose, die unserem Leben eine entscheidende Wendung gegeben hat. In diesen zwölf Monaten dazwischen ist unglaublich viel passiert. Wir haben viele schlechte, aber auch gute Zeiten erlebt. Unsere Tochter hat geheiratet, wir wohnen im neuen Haus und werden Großeltern. Wenn das kein Grund zum Anstoßen ist. Mein Mann holt eine Flasche gut gekühlten Sekt, die wir jetzt trinken. Ich lehne mich an ihn, er legt den Arm um mich.

Es gab in den letzten Monaten etliche Momente, da habe ich nicht daran geglaubt, hier jemals zu sitzen. Einmal habe ich meinen Mann gefragt, was wäre, wenn ich stürbe, kaum dass wir im Haus wohnen. Er meinte nur: »Und wenn es nur ein Tag wäre, hätte sich das für uns gelohnt.«

Mir wird klar, wie sehr ich ihn liebe und er mich liebt. Der Krebs konnte sich nicht zwischen uns drängen und uns entzweien. Auch wenn sich einiges in unserem Eheleben geändert hat und wohl noch ändern wird, bleiben wir zusammen. Das ist eine wunderbare Vorstellung.

»Auf unsere Zukunft«, meint er.

»Auf unsere Zukunft!«, erwidere ich und hoffe, dass sie lang und ereignisreich sein wird.

Bewusstseinserweiterndes Nichtstun

Seit drei Wochen wohnen wir jetzt im Haus. Fast alle Umzugskartons sind ausgeräumt, und die, die es nicht sind, werden es wohl auch nicht so schnell – oder vielleicht auch niemals. Die Lampen hängen, was mich sehr überrascht, aber mein Mann, bei dem das Aufhängen sonst ganz weit hinten rangiert, hat das tatsächlich durchgezogen. Die meisten Bilder befinden sich an ihrem Platz. Mein Plan, wo welche Möbel hingestellt werden, hat bestens funktioniert. Wir haben nichts umstellen müssen, weil alles auf Anhieb passt.

Inzwischen sind auch der eichene Waschtisch samt der Aufsatzbecken und die Spiegelschränke montiert. Das Möbel ist echt der Hammer! Es erinnert mich an die Badausstattungen in Südafrika, wo wir anlässlich unserer silbernen Hochzeit eine Rundreise machten. Eiche war bei mir lange verpönt. Ich verbinde mit dem Holz dunklen, erdrückenden Gelsenkirchener Barock aus meiner Kindheit. Heute ist Eichenmöbel modern, leicht, wunderbar gemasert und beruhigend solide.

Im Haus selbst gibt es nicht mehr allzu viel zu tun. Doch draußen herrscht braun-graue rheinhessische Steppe. Der Supersommer 2018 ist ein echtes Dürrejahr. Auf unserem Grundstück keimt kein grünes Hälmchen. Einzig meine mitgebrachten Kübelpflanzen verbreiten einen Hauch von Gartenflair. Der Wind treibt kleine Staubwolken in Form von Minitornados vor sich her, und wirbelt dabei abgeerntete Getreidehalme des naheliegenden Feldes auf. Wenn jetzt noch eine Mundharmonika im Hintergrund spielte, wäre das ich Westernfeeling pur.

Momentan wird die Leitung für die Erdwärme gebohrt. Das bedeutet Lärm, Erschütterungen, Schlamm und noch mehr Staub. Zum Glück dauert das nur zwei Tage, bis sie an die Heizung angeschlossen werden kann. In die Garage können wir nicht fahren, da der Vorplatz noch nicht gepflastert ist.

Auch der Zugang zum Haus ist eine Sand-Kieswüste. Wir müssen nach wie vor über Paletten steigen, die mit Filz belegt sind, um den gröbsten Schmutz abzufangen. Ich sauge täglich und wische unermüdlich Staub. Eigentlich ein sinnloses Unterfangen. Trotzdem tue ich es. Die monotonen, sich stets wiederholenden Bewegungen haben etwas Meditatives. In einem Achtsamkeitskurs würdest du viel Geld bezahlen, um diese entspannende, hoch konzentrierte Erfahrung zu machen.

Tagsüber sind die Rollläden wegen der Hitze heruntergelassen. Am frühen Nachmittag öffne ich diejenigen, die nach Osten gehen. Dann setze ich mich in meinen Sessel, lege die Füße hoch und schaue einfach nur aus dem Fenster. Neben mir steht eine Karaffe mit einem Getränkemix aus meinem selbstgemachtem Holunderblütensirup, kaltem Wasser, Zitronenscheiben und Minze, die ich bald geleert habe. Ich verharre gern in dieser Position. Das Fenster misst zwei auf zwei Meter. Wie ein großer Monitor rahmt es die Landschaft davor ein. Das brachliegende Feld und der angrenzende schmale Feldweg vermitteln den Eindruck endloser Weite. Hin und wieder taucht ein Hund samt Herrchen oder Frauchen auf. Ich mache mir einen Spaß daraus, zu erraten, wer die Hinterlassenschaften des Tieres wegräumt und wer sie liegen lässt. Trefferquote knappe 75 Prozent. Einsame Greifvögel auf der Jagd nach Nagern beschreiben federleichte Kreise über dem Acker. Ein Schwarm Saatkrähen attackiert sie, will sie vertreiben oder stiehlt ihnen ihre Beute. Störche staksen über das Feld und schlagen sich vor ihrem Aufbruch in den Süden die Bäuche voll.

Seit einigen Tagen erscheint immer zur selben Zeit eine schwarz-weiße Katze und belauert eines der unzähligen Mauselöcher. Sie harrt unbeweglich aus. Einzig ihre Schwanzspitze, die langsam hin und her zuckt, verrät ihre Anspannung. Ich sehe ihr zu, bewundere ihre Ausdauer, die nicht oft von

Erfolg gekrönt ist. Die Mäuse, die sie fängt, spielt sie zu Tode, und lässt sie dann achtlos liegen.

Dieses einfach nur Zuschauen – mein Mann bezeichnet es als »kreatives Nichtstun« – bekommt mir ungemein. Der Krebs hat mich ausgelaugt und viel meiner Lebenskraft genommen. Mittags kann ich mich einfach nicht mehr aufraffen, etwas anderes zu tun, als hier zu ruhen. Vielleicht bin ich zu müde, vielleicht zu erschöpft, vielleicht einfach nur zu bequem. Vielleicht hätte ich doch eine Anschlussheilbehandlung machen sollen. Doch mich schreckt der Gedanke, mir die Krankheitsgeschichten von Wildfremden anhören zu müssen. Da mein Körper bis auf ein paar vernachlässigbare Malaisen voll funktionstüchtig ist, sehe ich keinen Grund, mich für drei Wochen einem Klinikalltag zu unterwerfen, der meinen Tagesablauf bestimmt.

Während ich diesen Logenplatz belege, bin ich ganz bei mir selbst. Nehme meinen Körper als meinen Körper, meinen Verstand als meinen Verstand und meine Seele als meine Seele wahr. Mein Mann hat recht. Dieses Sitzen und Starren regt meine Phantasie an. Nach außen wirkt es träge bis an die Grenze der Eintönigkeit. Innerlich bringt es mich dazu, mich mit mir selbst auseinanderzusetzen und stößt meine Kreativität an, die sich endlich mal wieder aus ihrem mentalen Gefängnis befreien sollte.

Auch der seelische Schmerz der vergangenen Monate bricht hin und wieder auf. Ich lasse ihn zu, sehe ihn als Teil meiner Vergangenheit, den ich aber nicht in meine Zukunft mit hinübernehmen will. Diese Erinnerung soll im Schatten bleiben. Das fällt mir nicht leicht, aber ich arbeite daran.

Meine Narben sind meine Brandmale. Sie geben noch keine Ruhe, ziehen bei bestimmten Bewegungen, machen mich, so ironisch das klingt, einzigartig. Dafür gibt es viele Regionen meines Körpers, die schmerzfrei sind. Und nur das zählt.

Womit ich immer noch nicht gut zurechtkomme, ist die

Angst. Sie kocht immer wieder hoch, hält mich im eisernen Klammergriff, sorgt für Atemnot und Panik. Ich versuche, zu entspannen. Manchmal gelingt es, manchmal nicht. Es gibt Tage, da wache ich auf und der erste Gedanke ist: »Ich schaffe es nicht! Ich kann nicht mehr!«

Um ihrer Herr zu werden, habe ich mir eine Art Mantra zugelegt. Wenn ich alleine bin, schreie ich mehrmals ganz laut: »Ich habe Angst!« Das tut gut, befreit. Dann sage ich mir schließlich: »Na und! Dann ist das eben so. Akzeptiere das als Teil deines Selbst. Lass dich nicht beherrschen, sonst hast du kein selbstbestimmtes Leben mehr!«

Gesagt ist das allerdings leicht. Es auch zu tun, bedeutend schwieriger. Los werde ich diese Furcht wohl niemals ganz. Aber ich kann mich mit ihr arrangieren. Sie ändert nichts an der Tatsache, dass ich Krebs hatte. Lasse ich sie zu, nimmt sie mir nur den Mut, die Lebenslust, die Freude und kerkert mich ein. Angst kann ich wieder haben, wenn der Krebs zurückkommt! Bis dahin: »Weg damit!«

FÄNs

»Schaaaatz, Fans schreibt man aber mit a und nicht mit ä!«, ruft mir mein Mann aus der Küche zu.

Ich bin irritiert. Das weiß ich auch. »Wie kommst du jetzt ausgerechnet auf Rechtschreibung?«

»Das steht so im Kalender!«

Noch immer fällt bei mir nicht der Groschen. »Was steht da?«, frage ich und gehe zu ihm.

Er deutet auf den Vermerk: »10. Oktober, FÄNs, 10.30 Uhr!«

Jetzt kapiere ich. »Klar, das ist mein Termin für die erste Nachsorgeuntersuchung.«

»Warum steht dann da nicht Nachsorge?«, hakt er nach.

»Das war mir zu profan. Vor allem wüsste dann jeder, der den Kalender sieht, was ansteht. Und das will ich nicht.«

»Okay, aber was ist jetzt FÄNs!«

»FrauenÄrtzinNachsorge.«

Er grinst. »Das ist mal kreativ. Der Termin ist ja schon morgen«, bemerkt er.

»Schon? Das hatte ich gar nicht so auf dem Schirm«, behaupte ich, was allerdings nicht stimmt.

Irgendwie bin ich sauer, dass er mich kurz vor dem Abendessen mit der Nase darauf gestoßen hat. Bisher habe ich ihn erfolgreich verdrängt. Nun ist er für den Rest des Abends und über Nacht präsent. Mir ist mulmig bei dem Gedanken an die Untersuchung. Es geht bei dem Termin nicht nur um die Nachsorge, sondern auch um die jährliche »große Inspektion« mit allem Drum und Dran wie Ultraschall, Krebsvorsorge und eben die Nachkontrolle. Das Therapie-Ende ist jetzt drei Monate her. Für die nächsten fünf Jahre werde ich vierteljährlich zu meiner Frauenärztin gehen. Das übersetzt sich in zwanzigmal.

Im Moment fühle ich mich gesund – abgesehen von Narbenschmerzen bei bestimmten Bewegungen und der noch immer schwächelnden Fitness und Kondition. Meine Grundstimmung ist insgesamt positiv – außer ich schiebe mal wieder Angst. Doch damit lerne ich immer besser umzugehen. Der morgige Vormittag steht allerdings wie ein Bergmassiv vor mir. Je näher er rückt, umso enger wird meine Kehle, umso schneller rast mein Herz, umso mehr krampft es in meinem Bauch. Ich versuche, mich abzulenken. Was mir nur bedingt gelingt. Denn die Furcht vor einem Rezidiv oder einem neuen Tumor ploppt immer wieder auf und wächst mit jeder Stunde. Aufgrund meiner guten Prognose ist das eher unwahrscheinlich. Aber was wiegen medizinische Aspekte im Vergleich zu meinem persönlichen Empfinden? Da hat die Ratio keine Chance. Da siegt der Bauch über den Kopf.

In den letzten beiden Nächten bin ich immer wieder schweißgebadet aufgewacht. Das soll mir heute Nacht nicht passieren. Ich greife zu meiner bewährten halben Schlaftablette, die mir wie fast immer beim Durchschlafen hilft.

Am Untersuchungsmorgen kann ich vor Aufregung nichts frühstücken, trinke aber eine Tasse Kaffee. Meine innere Unruhe treibt mich aus dem Haus und ich bin viel zu früh in der Stadt. Ich wage mich in ein Modehaus und finde auf Anhieb zwei Oberteile, die mir gefallen und auch passen. Ich lasse sie mir zurücklegen und werde sie erst kaufen, wenn alles okay ist.

Das Blutabnehmen in der Praxis gestaltet sich etwas schwierig. Meine Chemotherapie-geschädigten Venen weigern sich nach wie vor Blut abzugeben. Die medizinische Fachangestellte kann mir schließlich doch etwas abzapfen. Es werden nicht nur die üblichen Parameter bestimmt, sondern auch die Tumormarker. Das erste Mal seit der Diagnosestellung. Ich hoffe, sie sind deutlich gesunken.

Meine Frauenärztin empfängt mich freundlich und wirkt beruhigend. Sie erkundigt sich nach meinem Befinden, dokumentiert alles gewissenhaft und meint, dass ich gut aussehe.

Kein Wunder. Das letzte Mal war ich ein Nacktmull mit aufgedunsenem Gesicht und aufgeschwemmtem Körper. Jetzt sehe ich wieder aus wie eine Frau mit dunklen, kurzen Locken. Das ist ein gewisser optischer Fortschritt.

Zuerst kommt die Vorsorgeuntersuchung, dann die Nachsorge. Sie begutachtet die Brust, die immer noch Wasser eingelagert und kaffeebraun verfärbt ist. Das wird verschwinden. Nur bis wann, ist die Frage. Ein paar Wochen noch, ein paar Monate, ein Jahr? Die eingeschränkte Beweglichkeit des Armes nach der OP ist normal und ich habe nach Entfernung der Wächterlymphknoten auch kein Lymphödem im Arm. Was ich voraussichtlich allerdings nie ganz loswerde, sind die Narbenschmerzen. Solange sie als Nachwehen bleiben und ich kein Rezidiv bekomme, kann ich jedoch damit leben.

Sie tastet mich ab. Alles fühlt sich gut an, soweit sie das beurteilen kann. Es folgt der Ultraschall. Sie nimmt sich viel Zeit, was meine Anspannung wachsen lässt. Ich schwitze und friere gleichzeitig. Zentimeterweise fährt der Schallkopf über das Gewebe. Sie schaut ernst. Sieht sie etwas, das nicht da sein sollte? Ich verfolge alles am Monitor. Viel erkennen kann ich nicht. Dunkles Drüsengewebe, helle Narbenstränge. Erfreulicherweise kein unruhiges Gebiet mit einsprossenden Gefäßen wie am Tag der vorläufigen Diagnosestellung.

Dann folgt die andere Seite. Hier geht es schneller und tut auch nicht so weh. Alles okay. Die Lymphknoten in den Achseln und am Hals zeigen keine Anzeichen erhöhter Aktivität. Ich bin erleichtert. Meine Anspannung fällt ab. Ich verabschiede mich, mache bei einer netten Dame am Empfang den nächsten Termin aus und gehe. Sofort rufe ich meinen Mann an und sage ihm, dass alles in Ordnung ist. Er ist mindestens so erleichtert wie ich.

Auf dem Weg zum Parkhaus tätige ich eine Investition in die Zukunft und kaufe mir die Oberteile.

Wiedereingliederung?

Es ist Herbst. Lesezeit in Rheinhessen. Die Weintrauben werden gelesen, gekeltert, um dann in den Tanks und Fässern ihrer Bestimmung entgegenzugären. Auch die Autorengruppe »Mörderisches Rheinhessen« liest. Ich gehöre ihr seit der Gründung an. Seit mehr als zehn Jahren präsentieren wir meist im Oktober oder November neue Kriminalgeschichten. Letztes Jahr musste ich pausieren, da ich meine Diagnose wenige Wochen vor dem Krimifestival erhielt. Jetzt bin ich wieder dabei. Neben diesem Termin, Anfang Dezember, stehen im Oktober und November vier weitere Lesungen auf dem Plan.

Heute Abend findet mein erster Auftritt vor Publikum seit langem statt. In den vergangenen Tagen habe ich Textpassagen ausgesucht und laut das Lesen geübt. Ich will wieder ein Gefühl dafür bekommen. Die Stimme ist das Instrument von uns Autoren. Sie muss gepflegt und trainiert werden. Ihre Modulation übermittelt den Zuhörern Emotionen und Spannung, erzeugt lebendige Bilder. Meine Stimme hat sich zum Glück durch die Chemotherapie nicht verändert. Aber mein Lungenvolumen. Ich werde schneller kurzatmig als früher. Muss meine Luftreserven genau einteilen, damit ich nicht mitten im Satz atemlos bin.

An die Darbietungen vor Publikum habe ich mich inzwischen gewöhnt. Früher hat es mich Überwindung gekostet, vor Menschen zu treten und im Mittelpunkt zu stehen. Jetzt fällt es mir leichter. Zur Routine geworden ist es mir nie. Immer noch habe ich vor dem ersten Satz ein Flattern im Bauch, das sich aber schnell legt. Heute Abend bin ich aufgeregter als sonst. Ich war monatelang weg vom Fenster. Nun stehe ich quasi im Rampenlicht. Auch wenn die Zuhöreranzahl überschaubar ist.

Die Lesung findet in einer Vinothek in Alzey statt. Bei Wein und kleinen Speisen lässt es sich besser zuhören. Ich gönne mir erst einen Schluck, wenn mein Part erfüllt ist. Auf den Tischen liegen Flyer mit einem älteren Foto von mir aus. Der Inhalt des Buches, aus dem ich vortragen werde, ist kurz skizziert. Ich bemerke die Blicke der Zuhörer, die zwischen dem Flyer und mir hin und her wandern. Zwei ältere Frauen tuscheln. Nicht gerade leise, so dass ich hören kann, was sie sagen. Sie wundern sich über mein verändertes Aussehen.

Im Vorfeld habe ich mir überlegt, ob ich auf meine Zwangspause eingehen soll, den Gedanken aber wieder verworfen. Doch angesichts der Situation werde ich eine kurze Erklärung abgeben. Ich lege mir ein paar Sätze zurecht, die nicht zu viel preisgeben, aber den Spekulationen ein Ende bereiten. Ich will meine Veränderung nicht dramatisieren, aber auch nicht herunterspielen. Nach der Begrüßung erkläre ich, dass das Leben hin und wieder seinen eigenen Weg geht, der sich manchmal nicht mit unseren Wünschen deckt, und einem einen Strich durch die Rechnung macht. Auch bei mir war das so. Doch jetzt bin ich wieder da und der heutige Abend ist so etwas wie eine schrittweise Wiedereingliederung in den Beruf. Meine Krankheit erwähne ich mit keinem Wort, aber das Publikum versteht, was ich ausdrücken will.

Der Abend verläuft gut. Meine Anspannung legt sich. Hin und wieder bringe ich die Zuhörer zum Lachen. Besonders gut kommt meine Kurzgeschichte an, die auf Weihnachten einstimmen soll. Vom Fest der Liebe ist die Erzählung allerdings weit entfernt. Meine Protagonistin tötet ihren Mann mittels selbstgebackener Plätzchen. Die Methode ist nicht sonderlich raffiniert, aber effektiv: Er ist Nussallergiker und sie sorgt dafür, dass er an einem anaphylaktischen Schock verstirbt.

Am Ende beantworte ich ein paar Fragen und signiere einige Bücher. Das Publikum geht gut gelaunt nach Hause. Alles ist wunderbar gelaufen. Und doch habe ich das Gefühl, dass Krimis im Moment nicht mehr mein Ding sind. Früher hat es mir Spaß gemacht, literarische Morde auszuklügeln, Fieslinge um die Ecke zu bringen und Polizisten auf Mörderjagd zu schicken. Aber durch meinen Krebs, der mich mit meinem möglichen Ableben konfrontiert, bekommt das einen schalen Beigeschmack. Irgendwie kann ich mir im Augenblick nicht vorstellen, damit weiterzumachen. Ich habe einen Blick auf den Tod geworfen. Das hat mir die Leichtigkeit genommen. Auch wenn die Verbrechen nur auf dem Papier geschehen, muss ich mich doch gedanklich mit ihnen auseinander setzen. Das will ich im Moment nicht mehr.

Eine endgültige Entscheidung möchte ich aber noch nicht treffen. Erst einmal darüber schlafen. Und die anderen Lesungen, vor allem das Krimifestival abwarten, das mir im Kreis der anderen Autorinnen und Autoren immer viel Spaß gemacht hat. Ich bin mir nicht sicher, ob der heutige Abend wirklich der erste Schritt zur Wiedereingliederung in meine frühere schriftstellerisch-kriminelle Tätigkeit gewesen ist. Oder ob er den Beginn eines Abschiedes einleitet.

Nebenwirkungen

»Zu Risiken und Nebenwirkungen lesen Sie Ihre Packungs-beilage oder fragen Sie Ihren Arzt oder Apotheker!«

Diesen Warnhinweis, der nach Medikamentenreklame im TV – oft mit schwer zu verstehender, gedämpfter Stimme – angeführt wird, ignoriere ich weitgehend. Beipackzettel über-fliege ich meist und picke mir nur das heraus, was mir wichtig erscheint, wie die Dosierung und mögliche Wechselwirkung mit anderen Medikamenten. Die Nebenwirkungen ziehe ich mir nicht rein. Denn tief in meinem Innern lauert nach wie vor ein kleiner Hypochonder und ich fürchte, nach der Lektü-re entsprechende Symptome zu entwickeln. Ärzte und Apo-theker werden jetzt sagen: »Das sollten Sie aber lesen!« Ich mache es trotzdem nicht.

Außer mein Körper sendet irgendwelche seltsamen Signa-le, die sich nicht erklären lassen oder deren Ursache uner-gründlich ist. Wie zum Beispiel einen dicken Fußknöchel, der schon beinah elefantöse Ausmaße annimmt. Angefangen hat das kurz nach unserem Umzug im September. Eine gewisse Zeit habe ich die Schwellung hingenommen. Jetzt ist Ende Oktober. Mir passen nur noch zwei Paar Schuhe – eine Hor-rorvorstellung für jede Frau. Ich beschließe, meinen Hausarzt um Rat zu fragen. Eine erste Untersuchung ergibt nichts. Da-raufhin schickt er mich zum Röntgen des Sprunggelenks, was ohne Ergebnis bleibt. Mir wird geraten, den Fuß zu schonen, was ich sowieso bereits tue. Auch der Phlebologe findet weder Hinweise auf eine Venenentzündung noch eine Thrombose. Er rät mir zur Lymphdrainage. Der Hautarzt meint, die Ursa-che könne der Stich einer Kriebelmücke sein, da es oberhalb des Fußes eine gut erkennbare Einstichstelle gebe. Es kann Monate dauern, bis der endgültig verheilt. Aber auch das ist eher Spekulation als eine aussagekräftige Diagnose.

Von einem MRT erhoffe ich mir schließlich Klarheit. Doch

auch die wird mir verwehrt. Zwar lässt sich auf der Aufnahme die Wassereinlagerung deutlich erkennen, aber ansonsten ist alles im grünen Bereich. Der Vermerk im Befund »Kein Hinweis auf eine Metastase oder einen Weichteiltumor« beruhigt mich dann aber doch. An Derartiges hatte ich zum Glück vorher überhaupt nicht gedacht, sonst wäre ich womöglich durchgedreht.

Ich beschließe, die Schwellung ab jetzt zu übergehen. Doch der Knöchel ignoriert meinen Versuch, ihn zu ignorieren und bleibt geschwollen – trotz Lymphdrainage, Osteopathie, Physiotherapie, Kühlen, Hochlagern und dem Tragen eines Thrombosestrumpfes.

Weitere Veränderungen kommen dazu. Mir fällt eine gewisse Gelenksteifigkeit auf, die zunächst nur morgens nach dem Aufwachen auftritt. Bald hält sie den ganzen Tag und die Nacht über an. Morgens kommt es mir so vor, als hätte ich mich während des Schlafens nicht einmal umgedreht und in ein und derselben Position verharrt. Mein Körper wird zunehmend zu einer starren Hülle. Diese Erstarrung scheint auch auf meine Gedanken und Empfindungen überzugreifen. Ich fühle mich stumpf, komme mir vor wie der König von Rohan aus *Herr der Ringe*, der wie versteinert in seinem Körper gefangen ist und kaum menschliche Gefühle oder Regungen zeigt.

Ich will diesen Zustand nicht länger ertragen und lese endlich den Beipackzettel meines Aromatasehemmers. Zwar sind mir mögliche Nebenwirkungen durch das Aufklärungsgespräch mit der Onkologin und meine eigenen Internetrecherchen bekannt. Doch ich habe sie bislang erfolgreich ausgeblendet. Nun wird mir beim Lesen schwindlig. Eine lange Liste unschöner Begleiterscheinungen tut sich auf: Schwindel, Hitzewallungen, Angstzustände, Haarausfall, Muskelkrämpfe, Gelenk- und Knochenschmerzen sowie Ödeme an Fingern und Knöcheln, um nur die häufigsten zu nennen.

Das mit den Gelenk- und Knochenschmerzen ist mir schon

aufgefallen. Vor allem die linke Hüfte zwickt, so dass ich fürchte, über kurz oder lang einen Gelenkersatz zu brauchen. Statt Hitzewallungen bekomme ich allerdings Gänsehaut und Fröstelattacken. Der Haarausfall entspricht dem normalen biologischen Verlust. Meine kleinen Schwindelanfälle sowie die vor allem nachts auftretenden Muskelkrämpfe sah ich bisher als Spätfolge der Chemo. Gut, wenn das von dem Medikament herrührt. Das hört hoffentlich auf, sobald ich es nicht mehr benötige. Irgendwie finde ich es auch beruhigend, wenn auch nicht akzeptabel, dass sich so der geschwollene Knöchel erklären lässt. Mir wird das aber schließlich alles in allem zu heftig und ich kontaktiere meine Gynäkologin.

Gemeinsam entscheiden wir, für ein paar Wochen mit dem Aromatasehemmer zu pausieren. Die Auswirkungen sind erstaunlich. Nach wenigen Tagen fühle ich mich bereits beweglicher und freier. Die Schmerzen lassen nach. Ich werde kommunikativer, schlafe besser, der Schwindel verschwindet. Und Heureka!, mein Elefantenfuß schrumpft langsam aber stetig auf ein fast normales Maß. Leider ist die Pause nur allzu schnell vorbei und ich muss die Therapie fortsetzen. Wie aber die Nebenwirkungen gering halten? Es gibt Alternativen und ich könnte auf ein anderes Medikament umschwenken. Das entspräche aber nicht den Empfehlungen des Tumorboards und noch will ich mich an diese halten. Immerhin ist der Aromatasehemmer das neuere und womöglich wirkungsvollere Krebstherapeutikum.

Noch vor Diagnosestellung hatte ich wegen einer Entzündung im linken Knie über ein paar Tage Cortison genommen. Das hat sich positiv auf die Schmerzen und die Beweglichkeit ausgewirkt und die Entzündung abklingen lassen. Mir kommt der Gedanke, dass Cortison womöglich auch die negativen Folgen des Aromatasehemmers reduzieren könnte. Ich bespreche das mit meinem Mann. Auch er verschreibt Patienten bei einem bestimmten Krankheitsbild und entsprechender Medikamentgabe niedrigdosiertes Cortison unterhalb der Cushing-Schwelle. Ich beschließe für einige Zeit, fünf Milligramm Prednisolon zusätzlich zum Aromatasehemmer einzunehmen. Es wirkt. Ich bespreche dieses Phänomen mit meiner Gynäkologin. Sie hat zwar noch nie davon gehört, dass Cortison dafür eingesetzt wird. Aber solange Nebenwirkungen ausbleiben, sieht sie keinen Grund, der dagegen spricht. Was heilt, ist gut. Mein Hausarzt schließt sich dieser Meinung an, will aber engmaschig bestimmte Blutwerte kontrollieren. Die Werte bleiben stabil. Ich fühle mich deutlich beweglicher, agiler und weniger schmerzanfällig. Dem Cortison sei Dank!

Alptraum

Es ist Mitte Dezember, wenige Tage bis Weihnachten und bis zur Geburt meines ersten Enkelkindes. Auf beides freue ich mich sehr. Die letzte Nacht habe ich schlecht geträumt und mich auf einem OP-Tisch liegen sehen, während ein Arzt sich über mich beugt. Er hält ein Skalpell, von dem Blut tropft. In meiner Brust klafft eine große Wunde. Der Operateur legt das Skalpell weg und formt das gesunde Gewebe zu einer neuen Brust. Nun nimmt er Nadel und Faden und schließt die Wundränder. Ich zittere vor Kälte und Angst. Die Narkose wirkt plötzlich nicht mehr, ich spüre jeden Stich, schreie vor Schmerzen und schlage um mich.

Schweißgebadet wache ich auf. Mir ist schwindelig, mein Mund ist trocken, gerade so, als hätte man mir eben erst die Narkosemaske aus dem Rachen gezogen. Meine Benommenheit weicht nur langsam. Es dauert, bis ich realisiere, dass alles nur ein Traum gewesen ist. Ich befinde mich in meinem eigenen Bett, meine Decke ist auf den Boden gerutscht. Nirgendwo ist Blut, aber Schmerzen habe ich wirklich. Mein Arm ist eingeschlafen und kribbelt, als würde eine Ameisenkolonie darüber ziehen. Schlaftrunken setze ich mich, schaue auf den Wecker, halb drei. Ich taste nach der Wasserflasche, die an meinem Bett steht, und stille meinen Durst. Mein Mann atmet ruhig neben mir. Anscheinend habe ich mir den Schrei nur eingebildet und ihn zum Glück nicht geweckt.

Ich versuche wieder einzuschlafen, doch mein Traumgespinst hält mich wach.

Um mich abzulenken, zwinge ich meine Gedanken in eine andere Richtung. Nach einem stürmischen Herbst haben wir beschlossen, einen Teil unserer Terrasse in einen kalten Wintergarten umzuwandeln, damit wir auch an kühleren, windigen Tagen quasi im Freien sitzen können. Außerdem lassen sich darin meine Kübelpflanzen gut überwintern. Das Streifenfundament für den Wintergarten ist gestern ausgehoben worden. Stundenlang hat der Bagger sich in die Erde gefressen, um den Graben zu ziehen. Jetzt fällt mir auf, dass dieser Graben genau die Form der Operationsnarbe in meinem Traum hat. Mein Unterbewusstsein scheint beide Ereignisse miteinander verknüpft zu haben. Warum aber diese Assoziation? Ich finde keine logische Erklärung und beschließe, nicht weiter darüber nachzudenken. Im Traumdeuten bin ich noch nie gut gewesen. Endlich schlafe ich wieder ein.

Im Morgengrauen weckt mich nicht mein Wecker, sondern Baggerlärm – wie übrigens jeden Morgen in den letzten Tagen. Mein Mann ist bereits im Bad. Ich höre ihn duschen und die Haare föhnen. Ich will noch nicht aufstehen. Kuschle mich tiefer in die Decke und möchte weiterschlafen. Was mir aber angesichts der Baumaschinengeräusche nicht gelingt. Statt dem Bagger kommt jetzt ein Rüttler zum Einsatz. Er ist nicht nur laut, sondern bringt auch das Haus zum Vibrieren und wirft mich aus dem Bett. Als ich meine Füße auf den Boden aufsetze, ist dieser kalt trotz Fußbodenheizung. Verfolgt mich mein Traum etwa immer noch?

Ich tapse ins Bad. Mein Mann ist nun unten in der Küche und betätigt die Kaffeemaschine. Ich blicke in den Spiegel und bin nicht gerade erfreut. Heute sehe ich ziemlich verquollen aus. Meine Augen sind gerötet, als hätte ich die letzte Nacht durchgesoffen. Meine Haare müssen heute mal wieder gewaschen werden. Doch wenn ich so müde bin, hasse ich es, mit Wasser in Berührung zu kommen und verschiebe die Dusche erst einmal auf später. Ich ziehe den Bademantel über und gehe in die Küche, um mir ebenfalls einen Kaffee zu machen.

Der Vollautomat erhebt den Anspruch, eine der leiseren Maschinen zu sein. Er ist zwar nicht so laut wie der Rüttler vor der Balkontür, trotzdem dröhnt er mächtig. Der Kaffee wärmt und weckt mich. Mein Mann hat inzwischen das Haus verlassen und ich bin bereit für die Morgentoilette. Ich stelle mich unter die Regendusche, mache das Wasser an und lege den Kopf ins Genick. Irgendetwas stimmt heute mit mir nicht. Dank des Thermostats kommt das Wasser immer mollig warm aus der Leitung. Heute ist es lau. Ich erhöhe die Temperatur. Statt heißer zu werden, wird es kälter.

Das ist jetzt definitiv kein Traum mehr. In mir regt sich eine Befürchtung. Ich beende das Duschen so schnell wie möglich, trockne mich ab, wickle ein Handtuch um mein Haar, schlüpfe in meine Kleider und flitze in den Haustechnikraum. Beim Blick auf das Display der Heizung sehe ich ein rotes Lämpchen blinken. Kein gutes Zeichen. Das Signal bedeutet Alarm.

Unsere Erdwärmeheizung ist ein komplexes System, das nicht einfach zu verstehen ist. Selbst unser Installateur muss in bestimmten Situationen bei der Herstellerfirma nachfragen. Die Heizung kommuniziert zwar mit mir über ein Display, indem sie mitteilt, was ihr fehlt. Doch ohne Lesehilfe kann ich es nicht entziffern. Ich befürchte, dass die Nachricht keinen Anlass zu Optimismus gibt. Ich hole die Brille und kann den Text nun entschlüsseln: »ND Sole, Sperre« steht da. Was bedeutet das? Ich ahne, was mit »Sperre« gemeint sein könnte. Auf den Rest kann ich mir keinen Reim machen und schlage in der Bedienungsanleitung nach. Die Erklärung klingt extrem beunruhigend. »Sperre« bedeutet das, was ich vermutete: Die Heizung heizt nicht! Das impliziert der Begriff »Sperre« ja auch. Doch »ND Sole« klingt noch schlimmer. »ND« weist auf einen zu niederen Druck der Sole hin. Was de facto zu wenig Sole heißt und somit auf ein mögliches Leck in der Erdleitung hindeutet.

Ich verliere meine Contenance. Es ist Winter, Weihnachten steht kurz vor der Tür, die Familie kommt, und ich sehe uns schon im Kalten sitzen. Ich schreie laut und stoße etliche Fäkalbegriffe aus, die im Dröhnen des Rüttlers untergehen. Dabei vollführe ich einen Tanz á la Rumpelstilzchen, wobei ich mir am Türrahmen den kleinen Fußzeh heftig anstoße, was weiteres Getrampel und Gefluche bedingt.

Endlich beruhige ich mich, rufe unseren Heizungsinstallateur an und schildere das Problem. Er verspricht, bei der Herstellerfirma nachzufragen und sich in spätestens fünfzehn Minuten zu melden. Aus den fünfzehn Minuten werden fünfundvierzig. Ich habe inzwischen gefrühstückt. Mein Traum von letzter Nacht taucht wieder vor mir auf. Draußen setzt sich der Bagger in Bewegung. Plötzlich habe ich eine Eingebung.

Ich gehe hinaus zu den Arbeitern, die gerade das Fundament einschalen. Der Baggerfahrer schiebt Erde zur Seite. Normalerweise versorge ich sie um diese Uhrzeit mit Kaffee. Das wirkt sich positiv auf ihre Arbeitsmoral aus.

Ich mache ein Zeichen, dass ich mit ihnen sprechen möchte. Der Bagger verstummt.

»Unsere Heizung geht nicht. Habt ihr gestern zufällig eine Leitung angebaggert?«, frage ich.

Die Einschaler lachen. »Wir baggern doch keine Leitungen an!«

Der Baggerführer kratzt sich am Kopf. »Ähm. Ich weiß nicht so recht. Da waren schon so zwei kleine, schwarze Schläuche, die aus dem Boden rausgeschaut haben. Ich habe mir da nix dabei gedacht und angenommen, es wäre Abfall vom Hausbau und habe weiter gebaggert!«

Ich beginne innerlich zu kochen. Die Arbeiter wissen, dass wir eine Erdwärmeleitung im Garten haben und auch, in welchem Abstand zum Haus sie verläuft. Außerdem liegen zwei Schläuche nicht einfach so über mehrere Meter Länge in der Erde herum. Sie erfüllen ganz klar einen Zweck, nämlich die Sole nach unten zu transportieren, so dass sie sich im Erdreich erwärmen kann, diese Wärme dann aufzunehmen, nach oben in unser Haus zu bringen und es zu heizen.

Denken gehört definitiv nicht zu seinen Stärken. Baggerfahren auch nicht! Und Kommunikation erst recht nicht. Hätte er gestern wenigstens gesagt, was passiert ist, hätte das heute Morgen gleich repariert werden können.

»Das war die Erdleitung für die Sole!«, erwidere ich.

In diesem Moment ruft mein Installateur an. Ich erkläre ihm, was ich herausgefunden habe.

»Die sollen sofort die Arbeiten stoppen. Das muss behoben werden. Ich sorge dafür, dass baldmöglichst jemand kommt, der das macht. Damit ihr heute nicht im Kalten sitzt, musst du die Heizung auf den zweiten Wärmeerzeuger umstellen. Wie das geht, steht in der Bedienungsanleitung. Wenn es nicht klappt, komme ich vorbei.«

Bevor ich irgendetwas erwidern kann, legt er auf.

Ich versuche, den Arbeitern klar zu machen, dass für heute erst einmal Schluss ist.

Doch der Baggerführer ist uneinsichtig. »Das geht nicht. Nachher kommt der Beton. Wenn wir heute die Mauer nicht gießen, wird das nix mehr vor Weihnachten!«

Das ist mir herzlich egal. Ich will eine funktionierende Heizung. Der Wintergarten kann warten. Denn wenn die Leitung erstmal einbetoniert ist, kann sie nicht mehr so einfach repariert werden.

»Dann bestellen Sie den Beton eben ab!«

»Das kann ich nicht. Da muss ich erst den Chef anrufen.«

Das Telefonat dauert nicht lange. Anscheinend decken sich die Anweisungen seines Chefs mit meinen. Die Arbeiten werden abgebrochen.

Ein erneuter Anruf unseres Heizungsinstallateurs beruhigt mich. Ein Reparaturtrupp der Erdbohrungsfirma ist in der Nähe. In zwei Stunden sind sie da.

Ich gehe wieder in den Haustechnikraum. Mir gelingt es, den zweiten Wärmeerzeuger zu aktivieren, ohne dass die Heizung abstürzt. Sicherheitshalber bestücke ich den Kamin, um so das Erdgeschoss zu heizen. Meine Erfahrungen der letzten

Wochen haben mich gelehrt, Vorsorge zu treffen. Handwerker lassen nämlich fast immer die Haustür offenstehen, solange sie am Arbeiten sind. Es ist ihnen zu mühselig, sie bei jedem Verlassen und Betreten hinter sich zu schließen. Und die Raumtemperatur ist bereits um zwei Grad abgesunken.

Der Reparaturtrupp trifft sogar früher ein als angekündigt. »Trupp« ist eigentlich übertrieben. Es handelt sich um einen einzigen Mann, den aber nichts aus der Ruhe bringt. Seine Arbeit besteht darin, Tag für Tag undichte oder gekappte Leitungen auszubessern. Während er das Leck sucht, erzählt er mir, dass er zu ein- und derselben Baustelle in der Schweiz siebenmal anrücken musste, weil jedes Mal derselbe Baggerfahrer dieselbe Leitung zerstört hat. Er konnte sich einfach nicht merken, wie sie verläuft, bis der Reparateur den Verlauf schließlich mit Sprühfarbe markierte. Aufgrund der langen Anfahrtswege dürfte das wohl die teuerste Erdwärmeheizung der Schweiz gewesen sein.

Nachmittags läuft die Heizung wieder und der Beton konnte auf morgen umbestellt werden.

Galerie

In fünf Tagen ist Heiligabend. Mein Mann hat sich Urlaub bis ins neue Jahr genommen und wir machen einen Stadtbummel im vorweihnachtlich-hektischen Mainz, um letzte Geschenke zu besorgen. Zuerst sehen wir uns im Kinderladen am Münsterplatz um, weil wir für unser erstes Enkelkind ein Stofftier kaufen wollen. Beim Verlassen des Geschäfts erinnern wir uns beide an früher, als wir selbst noch Kinder waren. Damals verwandelte sich eine Fensterfront während der Adventszeit in ein fröhliches Winterparadies. Mal war es eine Eisenbahnlandschaft, mal grüßten Bären und andere Stofftiere aus einem winterlichen Wald, mal saßen ganze Puppenfamilien um einen gedeckten Tisch oder eine futuristische Legostadt lud zum Träumen über die Zukunft ein. Diese Dekorationen waren richtige Publikumsmagnete. Wir Kinder drückten uns unsere Nasen an dem Schaufenster platt, während auch die Eltern eine verhaltene Begeisterung erkennen ließen. Alle vergaßen für einen kurzen Moment die Zeit. Von Hektik keine Spur. Schade, dass es eine solche Weihnachtslandschaft nicht mehr gibt. Heute lassen sich die Menschen leider nicht mehr so leicht verzaubern.

Unser Weg führt uns quer durch die Stadt bis in die Galerie »Mainzer Kunst«. Zu unserem Bedauern schließt sie Ende des Jahres aus ökonomischen wie auch gesundheitlichen Gründen, wie ich vom Inhaber Rolf Weber-Schmidt weiß. Wir sind gerne hierher gekommen und haben sogar einige Werke erstanden. Begonnen hat es mit dem Druck *Gutenbergs Traum* im Jahr 2011, der mir spontan gefiel und den ich meinem Mann damals zu Weihnachten schenkte. Seitdem haben wir immer mal wieder reingeschaut. Nur während meiner Chemotherapie nicht – obwohl wir eine Einladung zu Cyrus Overbecks letzter Vernissage hatten. Die Angst, mir etwas einzufangen, hielt mich ab.

Da wir damals nicht zur Eröffnung kommen konnten, begleiten wir nun wenigstens die Finissage der Galerie. Sie bietet einen traurigen Anblick und befindet sich im Zustand der Auflösung. Im oberen Stock sind die Wände bereits kahl. Auf dem Boden neben der Treppe reihen sich abgehängte Bilder. Schon beim Eintreten fällt mir ein Foto auf. Es zeigt eine Figur des Mainzer Fastnachtsbrunnens. Ein Harlekin bläst eine Tröte unter fein perlendem Wasser. Ich verliebe mich augenblicklich in das Motiv, kann mir schon genau vorstellen, wo es in unserem neuen Haus hängen könnte. Das will ich haben. Auch meinem Mann gefällt es.

Vom Galeristen erfahren wir, dass es weitere Fastnachtsbrunnenbilder dieses Künstlers gibt. Er zeigt sie uns auf dem PC. Mein Mann findet *Die drei Grazien* schön. Das sind drei Gänse, die sich vor strahlend blauem Himmel eine kalte Dusche genehmigen und dabei wirken, als schüttelten sie das Nass aus ihrem Gefieder. Er wünscht sich dieses Bild. Mich erinnern sie an die drei Strophen des Heile Gänsje, der unsterblichen Fastnachtshymne Ernst Negers. Wie heißt es doch im Refrain? »Es wird bald wieder gut!« Ein Versprechen, von dem ich zu gern hätte, dass es für mich wahr wird.

Zwei Bilder an der großen Wohnzimmerwand erscheinen mir zu wenig. Wir entscheiden uns noch für ein drittes. Dann können wir das Trio wie ein Triptychon arrangieren. Eigentlich wollten wir uns dieses Jahr nichts zu Weihnachten schenken. Doch mit den Fotografien haben wir etwas, das uns beiden Freude macht und das uns immer an das erste Weihnachten im neuen Haus erinnern wird. Der Galerist telefoniert mit dem Künstler, ob die beiden Fotografien noch zu haben sind. Sind sie. Am nächsten Tag wird er sie in der Galerie vorbeibringen, einen Tag später können wir sie dann abholen. Wir bezahlen unsere Neuerwerbung und fahren zufrieden nach Hause.

Begegnung der künstlerischen Art

Heute holen wir die Bilder ab. Die Stadt ist noch voller als vorgestern. Wir finden keinen Parkplatz und mein Mann stellt sich vor eine Einfahrt in der schmalen Einbahnstraße. Er bleibt im Auto, ich will schnell in die Galerie springen, um den Einkauf abzuholen. Doch mit »schnell« wird das nichts. Die Galerie ist verwaist. Das finde ich seltsam. Also rufe ich den Inhaber an. Er stehe in der Schlange vor dem Einzahlungsautomat bei der Bank, erklärt er mir. Das könne dauern. Aber Cyrus Overbeck sei da, meint er, und werde mir beim Einpacken helfen.

Ich schaue mich um, sehe C.O. – wie der Galerist ihn nennt – erst nicht, entdecke ihn dann aber im Hof hinter dem Haus beim Telefonieren. Mir ist es unangenehm, sein Gespräch zu unterbrechen und ich beschließe, die Bilder selbst einzupacken. Die Kartons stehen direkt daneben. Das dürfte wohl kein allzu großes Problem darstellen.

Ich habe den ersten Karton noch nicht geöffnet, da kommt Cyrus Overbeck herein, stellt sich vor, schüttelt mir die Hand und erklärt, dass er extra vom Galeristen gebeten worden sei, das für mich zu tun. Wenn dem so ist, nehme ich das Angebot gerne an. Wir kommen ins Gespräch, sind uns auf Anhieb sympathisch. Ich erzähle ihm, dass wir mehrere Drucke von ihm besitzen, und dass *Gutenbergs Traum* mir in meiner schweren Zeit über vieles hinweggeholfen hat. Er erzählt, dass er selbst vor einiger Zeit dem Tod ins Gesicht geschaut und nur durch großes Glück und kompetente medizinische Behandlung den Weg zurück ins Leben gefunden habe.

Auch wenn sich unsere Krankheiten unterscheiden, verbindet uns die Erfahrung. Wir sind in dieser Beziehung schicksalsverwandt – auch wenn ich mit diesem Ausdruck ansonsten wenig anfangen kann. Aber es stimmt. Wir können nachvollziehen, welche Ängste, Verzweiflung und Mutlosigkeit, aber auch Hoffnung der andere empfunden hat.

C.O. spricht von der Demut vor dem Leben, die er seit seiner Genesung empfindet. »Ich freue mich über die einfachen Dinge. Das war nicht immer so. Früher konnte es nicht schneller, höher, weiter sein. Heute bin ich froh, nicht im Rollstuhl vor mich hinzuvegetieren. Sondern auf dem Weihnachtsmarkt am Bratwurststand anzustehen, um mir eine Wurst zu kaufen, die ich ohne fremde Hilfe essen kann. Der Rollstuhl war damals die wahrscheinlichere Option. Es stand auf des Messers Schneide.«

»Bei mir war die Todesgefahr nicht so akut, aber nicht weniger präsent. Die Angst vor dem Sterben begleitet mich seit meinem Krebs. Das Leben ist eben nicht selbstverständlich. Meine Schwerpunkte haben sich auch verschoben«, erwidere ich. »Ich rege mich nicht mehr über unwichtige Dinge auf, bin deutlich gelassener und dankbar für jeden guten Tag.«

Wir sind uns einig, dass unsere Leben durch die Erkrankungen eine neue, intensivere Qualität gewonnen haben.

Die Bilder sind inzwischen verpackt. Ich wünsche ihm alles Gute für die Zukunft und will gehen. Er scheint mich noch nicht fortlassen zu wollen und überrascht mich mit einer spontanen Frage: »Hätten Sie gerne einen Glückskoi?«

Ich bin irritiert. Wo soll hier ein Koi sein? In der Galerie gibt es kein Aquarium. Oder doch? Ich schaue mich verstohlen um.

Er muss an meiner Miene erkannt haben, dass ich das irgendwie falsch verstanden haben muss. »Sie wissen, was ein Koi ist?«

»Natürlich, ein japanischer Karpfen.«

»Richtig«, lacht er, holt eine Mappe und schlägt sie auf.

Jetzt kapiere ich erst, dass er einen Druck meint. Er nimmt zwei Blätter heraus und legt sie nebeneinander. »Ich schenke Ihnen einen. Sie haben freie Wahl.«

So viel Großzügigkeit überrumpelt mich. Die Kois wirken unglaublich lebendig. Der rote sieht aus, als würde er munter vor sich hinschwimmen. Der pinkfarbene erweckt den Eindruck, als wollte er jeden Moment aus dem Wasser springen. Ich zögere.

»Keine Hemmungen! Treffen Sie Ihre Wahl.«

Ich nehme den Koi in pink. Er wird seinen Platz in meinem Arbeitszimmer neben dem Schreibtisch finden. So fällt mein Blick beim Betreten des Raumes sofort auf ihn und erinnert mich an dieses Zusammentreffen. Die Vitalität des Kois wird mich zum Weitermachen ermuntern, auch wenn es mir mal nicht so gut geht. Er zeigt mir auch, dass ich die Momente des Glücks wahrnehmen und genießen soll.

Mein Mann hat inzwischen einen Parkplatz gefunden und kommt nachsehen, wo ich bleibe. Zwischen uns dreien entspinnt sich ein anregendes Gespräch. Cyrus Overbeck ist ein amüsanter Unterhalter und sorgt für gute Laune. Schließlich verabschieden wir uns.

Draußen vor der Tür klingelt mein Telefon. Vor fünf Stunden wurde unser erstes Enkelkind geboren. Mutter und Kind sind wohlauf, der Vater ist glücklich, aber total erledigt. Wir freuen uns riesig über das vorgezogene Weihnachtsgeschenk. Morgen werden wir Mutter und Kind besuchen. Im Sommer wird dann unser zweites Enkelkind, der Sohn unserer Tochter und ihres Mannes, das Licht der Welt erblicken. Das Leben geht weiter – ein tröstlicher Gedanke.

Das bin jetzt ich

Meine Gedankenreise nähert sich dem Ende. Es ist gut, dass ich sie gemacht habe. Seit der Diagnose sind siebzehn Monate vergangen, seit dem Ende der Chemotherapie ein gutes Jahr. Bisher habe ich die Konfrontation mit dieser Zeit gemieden, mich immer nur mit kurzen Rückblicken begnügt. Doch reines Verdrängen ist keine Lösung. Um einen Abschluss zu finden und das alles bewältigen zu können, muss ich das Geschehene noch einmal vom Anfang bis zum Ende durchleben.

Die Bilder meines Krebsalbums auf dem Smartphone helfen mir dabei. Sie sind meine Erinnerungsbrücken: mein Konterfei mit geschorenem Kopf vor *Gutenbergs Traum*. Der selbstgestaltete Chemolichterkranz, dessen Kerzen warmes Licht verbreiten und dessen Hirsch seitdem als Deko seinen festen Platz in unserem Wohnzimmer gefunden hat. Die »Auf«-probe der neuen blonden Zweitfrisur, die mich über Monate gut kleidete. Mein haarloses Konterfei mit kalter Platte und warmer Glühbirne, als hässlicher Nacktmull oder gerupftes Huhn. Meine Füße, einmal mit den »Socks on the Rocks«, die während der Chemo auf den Eisfüßlingen stehen, ein anderes Mal, wie sie sich nackt im Bohnenbad suhlen. Das Bild vom Urlaub am Bostalsee mit den superkurzen Haaren.

Die Fotos schmerzen, legen schonungslos offen, wie die Therapie meinen Körper, mein ganzes Ich an die Grenzen des Belastbaren gebracht hat – und sogar ein kleines Stück darüber hinaus. Vielleicht hätte ich doch auf die Chemo verzichten und mich nur operieren und bestrahlen lassen sollen. Vielleicht hätte das ausgereicht. Doch das ist ein müßiger Gedanke. Ich habe damals diese Entscheidung gefällt, weil ich sie für richtig hielt.

Ich betrachte das letzte Selfie. Es stammt vom 30. Dezember. An diesem Abend haben wir den Geburtstag meiner besten Freundin gefeiert. Es war schön, aber auch anstrengend.

Das Durcheinandergerede, das ständige Lachen, die hin und her fliegenden Wortwechsel werden mir nach zwei, maximal drei Stunden zu viel. Noch tue ich mich mit größeren Menschenansammlungen schwer. Ein Erbe der Chemo, das sich hoffentlich bald verliert.

Mein Mann ist bereits zu Bett gegangen. Ich bin aufgeblieben, um mich in Ruhe vom alten Jahr zu verabschieden. An diesem vorletzten Tag des Jahres wage ich einen Selbstversuch und hole die Perücke hervor. Beim Umzug habe ich sie mitgenommen. Wegwerfen wollte ich sie nicht. Damals dachte ich noch, dass ich sie wieder brauchen könnte, sollte der Krebs zurückkommen. Doch selbst wenn das der Fall wäre, würde ich mir eine andere kaufen müssen. Eine mit dunkelbraunem Haar.

Vor dem Spiegel im Bad setze ich sie auf. Eine Fremde starrt mich an. Das blonde Haar macht mich seltsam blass und dominiert mein Gesicht. Das brünette steht mir viel besser, bringt meine grünen Augen zum Leuchten, lässt mich lebendiger wirken. Ich lege die Perücke ab. Mir wird noch einmal bewusst, welche Metamorphose ich durchlebt habe. Sie hat mich nicht nur äußerlich verändert. Auch mein Wesen ist nun ein anderes. Der Krebs hat mich herausgefordert. Ich habe den Fehdehandschuh aufgenommen und dabei neue Seiten an mir entdeckt, die sich auszubauen lohnen.

Mir wird bewusst, wie viel in diesen letzten siebzehn Monaten passiert ist. Schlechtes wie Gutes. Der Krebs, die Therapie, der Hausbau, der Umzug, das erste Enkelkind, das zweite in Aussicht. Ich will aber nicht nur zurückschauen, sondern auch nach vorne. Ich frage mich: Wer warst du und wer bist du jetzt? Bist du bereit, das Leben anzunehmen, wie es kommt? Überstehst du ein mögliches Wiederaufflammen des Krebses? Wirst du wieder schreiben können? Kannst du die Gelassenheit dieses Momentes in das neue Jahr hinüberretten? Ich weiß es nicht. Aber ich lasse mich auf Neues ein. Es geschieht, was geschehen soll.

Ich wische noch einmal über das Display des Smartphones und gehe in die Zeit vor meinem Krebs zurück. Beim Schwarz-Weiß-Foto von Nina und mir, das uns auf dem Kindermaskenfest vor mehr als fünfzig Jahren zeigt, bleibe ich hängen. Mit meinem Zeigefinger umfahre ich Ninas Kontur und kämpfe dabei gegen meine Tränen an. Damals waren wir zwei unbeschwerte Mädchen, die nicht ahnten, was das Leben ihnen bringen wird und wie viele Parallelen es ihnen beschert – bis hin zu diesem verdammten Brustkrebs. Nina und ich, wir sind uns bewusst gewesen, dass wir von geborgter Zeit leben – auch wenn wir diesen Gedanken nie ausgesprochen haben. Wie viel Zeit mir bleibt, weiß ich nicht. Ich hoffe auf Jahre. Doch werde ich sie ohne Nina verbringen müssen. Ihr Zeitkonto ist leer. Sie, die Kämpferin, die nach jedem Rückschlag wieder aufstand und Optimismus verbreitete, starb zwei Tage vor ihrem neunundfünfzigsten Geburtstag. Dabei wollte sie erst die Sechzig und dann auch noch die Siebzig schaffen. Doch der Krebs hat es nicht zugelassen.

Ich schließe die Fotogalerie. Meine Reise in die Vergangenheit ist getan. Ein dreiviertel Jahr nach Therapie-Ende mache ich im Garten des neuen Hauses ein abschließendes Selfie, das ich lange betrachte. Wie sehr sich ein Mensch innerhalb kurzer Zeit doch verändern kann. Die monatelange Tortur ist mir nicht mehr anzusehen. Ich bin etwas blass, wirke aber weder ausgezehrt noch um Jahre gealtert. Zumindest bilde ich mir das ein und fühle mich auch so.

Die Lavendelhecke werde ich heute nicht mehr zu Ende pflanzen. Das erledige ich morgen. Beim Aufstehen fällt mein Blick auf mein Spiegelbild in der Terrassentür. Die Frau, die mich von dort anschaut, ist eine andere, ein bisschen ungewohnt vielleicht, aber mir nicht länger fremd. Mit beiden Händen strubbele ich durch die kurzen dunklen Locken, bis sie abstehen. Das bin jetzt ich! Und das ist auch wunderbar so!

Anmerkung der Autorin

Dieses Buch hat seine Zeit gebraucht – mehr als zwei Jahre. Nicht, weil es besonders umfangreich wäre, sondern wegen seiner Intensität. Direkt nach dem Ende meiner Behandlung hatte ich nur den Wunsch, alles hinter mir zu lassen. Bloß nicht mehr daran denken und einfach nach vorne schauen. Nach einigen Monaten wurde mir bewusst, dass das nicht so leicht ist. Das Er- und Durchlebte arbeitete in mir, bedrückte mich und würde es weiterhin tun, wenn ich mich dem nicht stellte.

Trotzdem hatte ich Zweifel, ob ich überhaupt ein Brustkrebsbuch schreiben soll, da es bereits etliche davon gibt. Ich war mir auch unsicher, wie die Kombination Krebs und Hausbau zusammenpasst. Letztendlich war es jedoch genau der Neubau unseres Hauses, der mir diese unerträgliche Zeit erträglicher machte. Ich konnte mich in den Phasen, in denen es mir gut ging, mit etwas anderem als mit mir selbst beschäftigen.

Mit dem Schreiben begann ich vor Corona, vor der Pandemie, zu Ende brachte ich es Anfang des dritten Lockdowns. Der erste Lockdown kam mir nach der halbjährigen Chemotherapie beinah wie ein Spaziergang vor. Waren doch die Hygiene- und Abstandsmaßnahmen sowie das Herunterfahren der sozialen Kontakte in dieser Zeit für mich selbstverständlich. Ich habe sie nie in Frage gestellt, weil sie mein Leben schützten. Desinfektionsmittel ist bis heute noch mein ständiger Begleiter, sei es im Auto oder in der Handtasche. Ich konnte nicht ahnen, dass diese Verhaltensmaßnahmen einige Monate später weltweit auf unbestimmte Zeit für die Menschheit gelten sollten.

Anders empfand ich den zweiten und dritten Lockdown. Während dieser Zeit drohte mir keine reale Gefahr durch Infektionen oder die Nebenwirkungen wie während der Zeit der

Chemo. Mir erschien die Gefährdung durch ein unsichtbares Virus belastender und auch irgendwie irreal – obwohl in meinem Umfeld Menschen an Covid 19 erkrankten. Und gegen etwas Unsichtbares anzukämpfen, ist verdammt schwer.

In der Phase meiner Erkrankung habe ich Sprachmemos aufgenommen und Notizen verfasst, die meinen Zustand eingefangen und konserviert haben, so dass ich immer Zugriff auf meinen damaligen Gefühlszustand hatte. Hätte ich mich allein auf mein Erinnerungsvermögen verlassen, wäre dieses Buch nicht so intensiv geworden. Denn der Mensch neigt zum Selbstschutz und blendet gerne besonders schlimme Dinge aus.

Das Schreiben dieses Buches hat mir gutgetan und mich irgendwie befreit. Auch wenn der Krebs weiterhin zu meinem Leben gehört, bestimmt er es nicht länger.

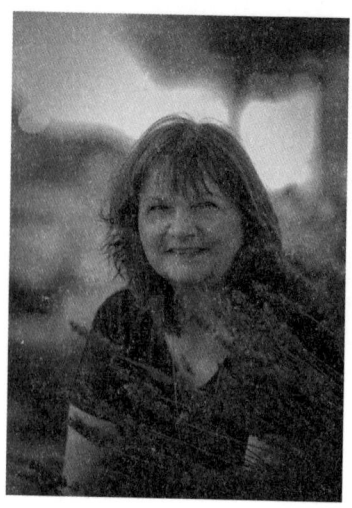

Die Autorin Claudia Platz
geboren in Ludwigshafen/ Rhein, aufgewachsen in Mainz und in der Pfalz, machte nach dem Abitur zunächst eine Ausbildung zur MTA, der sich ein Studium der Anthropologie, Ethnologie und Philosophie anschloss.

Seit 2001 ist sie freie Autorin und schreibt Krimis mit regionalem Bezug. Ihr historischer Roman *Die falschen Caesaren* setzt sich mit dem römischen Erbe von Mainz auseinander. In *Das Blut von Magenza* thematisiert sie die Auswirkungen des ersten Kreuzzuges auf die jüdischen SchUM-Städte Speyer, Worms und Mainz. Sie hat eine Vielzahl von Kurzgeschichten in verschiedenen Anthologien veröffentlicht. Claudia Platz ist eines der Gründungsmitglieder der Autorengruppe „Mörderisches Rheinhessen", die von 2008 bis 2017 regelmäßig ein Krimifestival an verschiedenen Orten in Rheinhessen veranstaltete.

2015 gewann sie den 3. Preis des Beirats der Stiftung „Kultur im Landkreis" Mainz-Bingen mit ihrer Geschichte *Zeit zu rasten*.

Sie ist verheiratet, hat drei Kinder und lebt in der Nähe von Mainz.